Ursula Beckstein

Kommunikationstraining in Seniorengruppen

D1735799

Ursula Beckstein

Kommunikationstraining in Seniorengruppen

Eine Handlungsanleitung
für die Altenhilfe

schlütersche

Bibliografische Information der Deutschen Nationalbibliothek

Die Deutsche Nationalbibliothek verzeichnet diese Publikation in der Deutschen Nationalbibliografie; detaillierte bibliografische Daten sind im Internet über http://dnb.ddb.de abrufbar.

ISBN: 978-3-89993-183-9

Autor
Ursula Beckstein
Felix-Klein-Str. 48
91058 Erlangen

Ursula Beckstein ist ausgebildete Fachlehrerin für Kunst- und Werkerziehung. Sie ist außerdem Ergotherapeutin und spezialisiert auf den geriatrischen Bereich.

Mehr wissen – besser pflegen!

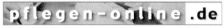

Besuchen Sie unser Pflegeportal im Internet.

Satz: PER Medien+Marketing GmbH, Braunschweig
Druck: Druck Thiebes GmbH, Hagen

Inhalt

1. Teil: Einrichtung einer Kommunikationsgruppe ....

1   Kommunikationstraining – ein Thema fürs Seniorenheim?! 11

2   Was ist Kommunikation eigentlich und wie findet sie statt? 13
2.1   »Das Quadrat der Nachrichten« 13
2.2   Umgang mit nicht sprachlichen Kommunikationsmitteln 16

**3   Kommunikationsmittel: Sprache, Gestik, Mimik, Schrift
        und Bild** 18
3.1   Die Sprache 18
3.2   Die Gestik 19
3.3   Die Mimik 20
3.4   Die Schrift 21

**4   Besonderheiten der Kommunikation in höherem Alter
        und Hindernisse im Heim** 24
4.1   Einschränkungen der Sinnesorgane 24
4.2   Nachlassende sprachliche Fähigkeiten 25
4.3   Fremde Welt »Altersheim« 26
4.3.1   Der alte Mensch in einer neuen Welt 26
4.3.2   Mangelhafte Angebote zur Kommunikation 28

5   Kommunikationsgelegenheiten im Heim 30
5.1   Von Tischnachbarn und Veranstaltungen 30
5.2   Spezielle Angebote zur Kommunikationsförderung 31

**6   Grundsätzliche Vorüberlegungen
        zu kommunikationsfördernden Gruppenangeboten** 33
6.1   Wer darf und soll kommen und wie soll die Zusammensetzung sein?   33
6.1.1   Frauenthemen – Männerthemen 33
6.1.2   Von »rüstig« bis »pflegebedürftig« 34
6.2   Wie viele Teilnehmer werden bzw. sollen es sein? 36
6.2.1   Die Ansprache 36
6.2.2   Die Kleingruppe 37
6.2.3   Die größere Gruppe 37

6.3	Wo soll die Gruppe stattfinden?	38
6.3.1	Die Räumlichkeit	39
6.3.2	Die technische Ausstattung	40
6.4	Soll es etwas fürs leibliche Wohl geben?	42
6.4.1	Getränke	42
6.4.2	Speisen	42
6.4.3	Die Vorteile einer Bewirtung	43
6.4.4	Die gemeinsame Zubereitung	43
6.4.5	Spezielle Ernährungsvorschriften	44
6.5	Wie soll die Gruppe heißen und welche Inhalte und Themen sind geeignet?	44
6.5.1	Der Name	45
6.5.2	Die Inhalte	45
7	**Wie können die geistigen Fähigkeiten zur besseren Kommunikation gefördert werden?**	51
7.1	Wachsamkeit und Aufmerksamkeit	51
7.2	Schnelligkeit der Denkleistung	55
7.3	Merkfähigkeit	56
7.4	Konzentration	57
8	**Wie viel Konzept und Planung ist für eine Kommunikationsgruppe möglich und nötig?**	60
8.1	Die Ziele	60
8.2	Das Konzept	60
9	**Beispiele für allgemeine Ziele und mögliche Inhalte und Arbeitsmittel, um sie zu erreichen**	63
9.1	Förderung des subjektives Wohlgefühls, der Entspannung und Motivation	63
9.1.1	Physisches Wohlbefinden durch optimierte Sitzplätze	64
9.1.2	Psychisches Wohlbefinden durch gute Beobachtung und individuelle Betreuung	65
9.1.3	Wohlfühlen des Einzelnen in der Gruppe durch Regeln und deren Akzeptanz	66
9.1.4	Motivation durch Verstärkung und respektvollen Umgang	67
9.2	Steigerung der Kommunikationsfähigkeit	69
9.2.1	Anregung zum Gespräch und Steigerung von Wortschatz und Wortfindung durch geeignete Dekoration	69
9.2.2	Förderung des Gesprächsflusses durch gut gewählte Themen und Anstöße	73

9.3	Aufbau und Steigerung des Selbstvertrauens durch Erfolgserlebnisse in der Gruppe	75
9.4	Gegenseitiges Kennenlernen und Aufbau sozialer Kontakte	77
9.5	Abwechslung im Alltag bieten und Spaß am Zusammensein vermitteln	78

10   Wie kann man als Gruppenleiter Teilnehmer wirkungsvoll unterstützen?   80

10.1	Seniorengerechte Ausdrucksweise	80
10.2	Höflichkeit, Ermutigung und wertungsfreier Respekt	81
10.3	Gezieltes Eingehen auf den Einzelnen	84
10.4	Empathisches Mitgehen, aber keine »Küchenpsychologie«	86

2. Teil: Beispiele für verschiedene Gruppen

1   Der Damentreff   89

1.1	Mögliches Konzept und Ziele für den Damentreff	89
1.2	Verschiedene Themen und mögliche Schlüsselfragen	91
1.2.1	Das Buch: Freund, Wegbegleiter oder Tischbeinersatz?	91
1.2.2	»Der Mensch ist nur dort Mensch, wo er spielen darf«	99
1.2.3	So weit die Füße tragen …!	104
1.2.4	Sag mir, wie die Zukunft wird … Aberglaube oder Lebensgrundlage?	109
1.2.5	Was die Großmama noch wusste!	114
1.2.6	In Morpheus Armen ruhen…	120
1.2.7	Heute treiben wir's bunt! (für mehrere Einheiten)	125
1.2.7.1	Es grünt so grün, wenn Spaniens Blüten blüh'n	129
1.2.7.2	Aber rot sind die Rosen	131
1.2.7.3	Hoch auf dem gelben Wagen…	132
1.2.8	Ich hab Dich zum Fressen gern!	134
1.2.9	Wir werden hand-greiflich	140
1.2.10	Kleidung oder Verkleidung?	147

2   Der Männerstammtisch   156

2.1	Mögliches Konzept und Ziele für den Männerstammtisch	157
2.2	Themen und mögliche Ausführungen	158
2.2.1	Ein Wald ist mehr als viele Bäume …!	158
2.2.2	»Sport ist Mord«	162

3   Lesezirkel 165
3.1   Besonderheiten 165
3.2   Vorgehen beim Erschließen eines längeren Textes (Buch) 166
3.2.1   Konzept und Ziele für die Lesegruppe 166
3.2.2   »Ein Kleid von Dior« von *Paul Gallico* 167
3.2.3   Gut geeignete Bücher 169

Literatur 171
Register 175

1. Teil:
Einrichtung einer Kommunikationsgruppe

1 Kommunikationstraining – ein Thema fürs Seniorenheim?!

Bei dem Wort »Kommunikationstraining« ist man versucht, an exklusive Managerseminare zu denken, an Damen und Herren in Nadelstreifen, an Events und Seminaratmosphäre.

Es ist auf den ersten Blick etwas schwierig, sich bei diesem Begriff Altersheime, Seniorenresidenzen oder Altenwohnheime vorzustellen, alte Menschen in Alltagskleidung, in Speisesälen und Sitzecken.

Aber Kommunikation ist ein elementarer Bestandteil des menschlichen Lebens, die überall dort stattfindet, wo Menschen zusammenkommen. Der Mensch ist ein soziales Wesen, das auf das Leben in einer Gruppe hin angelegt ist. Mit dieser Gruppe muss man sich verständigen, um darin leben zu können. Unfertig in vielen Bereichen, dafür extrem lernfähig, kommt das Baby auf die Welt und ist auf die Betreuung durch eine Bezugsperson angewiesen. Diese muss es nicht nur schützen und pflegen, sondern auch in allen sozialen Belangen mit der Welt und seiner Kultur bekannt machen. Was durch vielfältige Kommunikation zwischen den beiden geschieht.

Der kleine Mensch besitzt von Anfang an die Fähigkeit und den Willen, seine Bedürfnisse und Wünsche kundzutun, Kontaktaufnahme von außen wahrzunehmen und darauf zu reagieren. Kinder, die keine Möglichkeit zur Aufnahme von sozialen Kontakten hatten, die keinerlei Kommunikation mit anderen Menschen erleben konnten, können sich nicht altersgemäß entwickeln oder sterben sogar. *Bruno Bettelheim* hat das in seinen bekannten Studien nachgewiesen, auch der Stauferkaiser Friedrich II. konnte bei seinen Experimenten zur Entdeckung der Ursprache aller Menschen nur eines nachweisen: Ohne Kommunikationsmöglichkeit kann der Mensch nicht existieren, er stirbt. Der Kaiser hatte, laut seines Chronisten *Salimbene von Parma*, einige Kinder von Ammen aufziehen lassen, die kein Wort an sie richten und keinerlei Zuneigung zeigen durften. Er wollte damit verhindern, dass die Kinder deren Sprache lernten, sie sollten von sich aus in der »Ursprache« der Menschen reden. Das Experiment zeigte in ganz anderer Richtung ein tragisches Ergebnis: Keines der Kinder überlebte diesen Entzug der elementarsten Bedürfniserfüllungen.

Im Laufe des Lebens wird jeder Mensch seine Fähigkeiten zur Kommunikation erweitern und verbessern. Kindergarten, Schule, Studium oder Lehre, Beruf, Familie – alle diese alltäglichen Beziehungsräume zwingen uns dazu, immer wieder mit anderen Menschen zu kommunizieren, deren Signale aufzunehmen, zu deuten und eigene zu senden. Mit zunehmendem Alter, dem Auszug der Kinder, dem Ausscheiden aus dem Beruf, dem Sterben eines Partners bekommt der Zwang aber eine andere Qualität: Jetzt nimmt die Möglichkeit zur Kommunikation plötzlich stetig ab, wenn sich der Mensch nicht aktiv um neue Bezugsgruppen bemüht. Fehlen menschliche Kommunikationspartner, springen oft tierische in die Bresche. Man kennt die alte Dame aus dem Park, die sich beim täglichen Spaziergang mit ihrer betagten Dackeldame unterhält, oder die Nachbarin, die beim Heimkommen dem entgegen springendem Kater erzählt, was Frauchen alles eingekauft hat. Irgendeine Austauschmöglichkeit braucht der Mensch. Fehlt sie völlig, ist die ungewollte Vereinsamung nicht weit.

Ein alter Mensch, der ins Heim zieht, wechselt zwangsläufig radikal seine Nachbarn, seine Lebensgewohnheiten und seine Umgebung. Das neue Umfeld ist ab sofort sein neues und restliches Zuhause, auf das er sich einstellen muss. Zur erfolgreichen Gestaltung dieses wichtigen Neuanfangs und Lebensabschnittes muss er sich mit den neuen Mitbewohnern, Angestellten und natürlich nicht zuletzt den Angehörigen austauschen können. Nur so können die Lebensqualität erhalten oder erhöht, neue Beziehungen angebahnt und gepflegt, kurz: das neue Lebensumfeld erobert werden.

Das Eingebundensein in eine Gemeinschaft wird zu einem großen Teil über den Austausch von Informationen angebahnt und unterhalten. Das gilt auch für ältere und sehr alte Menschen in einem Heim oder einer geriatrischen Einrichtung. Nur hat ein alter Mensch häufig durch fehlende Übung die Fähigkeit zur Kommunikation eingebüßt. Der Wunsch nach Gesellschaft und Unterhaltung ist zwar da, aber nicht die eigene Fertigkeit oder das Bewusstsein, sich dabei einbringen zu müssen. Der alte Mensch braucht eine für sein Alter und seine besondere Situation geeignete Plattform, sich beides wieder anzueignen oder aufzubauen und dabei sollte er unterstützend begleitet werden. Denn bleibt die Verständigung und der Austausch mit anderen Menschen aus, lässt das Mauern um den Menschen wachsen, er fühlt sich abgeschnitten vom sozialen Leben, zieht sich auf sich selbst und seine Schwierigkeiten zurück. Depressionen haben leichtes Spiel und auch das Immunsystem fällt in seinen Leistungen zurück, was die Anfälligkeit gegenüber Infektionen und Krankheiten erhöht.

Dies alles sind Gründe, auch in Zusammenhang mit Altersheimen an Kommunikationstraining zu denken, natürlich an das besondere Zielpublikum und die speziellen Rahmenbedingungen gut angepasst. Hirnzellen sind bis ins höchste Alter lernfähig, also können auch alte Menschen lernen, die ihnen zur Verfügung stehenden Mittel besser zu nutzen, zu verbessern und damit Selbstvertrauen und Lebensfreude zu gewinnen.

2 Was ist Kommunikation eigentlich und wie findet sie statt?

Laut Duden bedeutet »kommunizieren« neben dem religiösen Aspekt, der auf die christliche Kommunion verweist, einfach: »in Verbindung stehen«. Erst seit ca. 1970 ist das Wort Kommunikation im Deutschen mit bestimmten Begriffsinhalten belegt. Man versteht unter Kommunikation im erweiterten Sinn den Austausch von Signalen und Daten, die eine bestimmte Bedeutung haben. Die Beteiligten müssen in der Lage sein, diese Bedeutungen richtig im gemeinten Sinn zu verstehen, um ihrerseits antworten zu können. Damit ist Kommunikation nicht nur unter einzelnen Menschen, Tieren und sogar Pflanzen möglich, sondern auch zwischen diesen Spezies oder sogar zwischen Menschen und Maschinen.

Sehr ausführlich hat sich der amerikanische Psychoanalytiker *Paul Watzlawick* mit der menschlichen Kommunikation beschäftigt. Seiner Ansicht nach ist es unmöglich, dass zwei Personen, die sich wahrnehmen können, nicht miteinander kommunizieren: »*Man kann nicht nicht kommunizieren.*« Ob man will oder nicht, jeder Mensch sendet bestimmte Reize aus, die der andere aufnimmt und interpretiert. Fehlerhafte Interpretation oder mangelhafte Sendequalität können allerdings zu vielfältigen Störungen führen. *Watzlawick* untersuchte vor allem diese Unzulänglichkeiten im Reiz-Reaktions-Verhalten, während ein anderer Psychologe und Pädagoge, *Friedrich Schulz von Thun*, versuchte, den Ablauf und die Inhalte von ausgesandten Botschaften zu analysieren und Kommunikation somit vergleichbar und transparent zu machen.

2.1 »Das Quadrat der Nachrichten«

Für die Führung von Gruppen ist es auf jeden Fall eine lohnenswerte Lektüre, sich etwas näher mit *Schulz von Thuns* Kommunikationsquadrat zu beschäftigen. Es kann dabei helfen, Gruppenteilnehmer besser zu verstehen und selbst eindeutigere Aussagen zu machen.

Dem Hamburger Kommunikationsmodell liegt die Beobachtung zugrunde, dass jede Äußerung oder Nachricht vier Aspekte enthält, die stets gleichzeitig wirksam sind. *Schulz von Thun* spricht daher von einem »Quadrat der Nachrichten« (2000:31–41; 1981:25–48, 97–253).

So werden neben dem offensichtlich ausgesprochenen Sachinhalt (1) jedes Mal drei weitere Botschaften mit gesendet: Der Appell (2), der eine unterschwellige

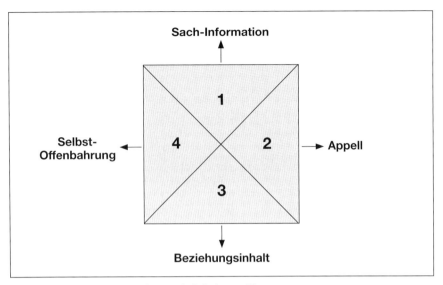

Abb. 1: Kommunikationsquadrat nach Schulz von Thun.

Aufforderung zu einer Handlung darstellt, der Beziehungsinhalt (3), der meist »zwischen den Zeilen« zu finden ist und etwas darüber aussagt, wie die Gesprächspartner zueinander stehen, und die Selbstoffenbarung (4), die eine Einschätzung des eigenen Stellenwerts des Sprechers enthält.

Gleichzeitig entsprechen, laut *Schulz von Thun*, auf der Empfängerseite jeweils »vier Ohren« diesen ausgesendeten Botschaften, die nicht immer gleich stark eingesetzt werden. Man kann bewusst etwas »überhören« oder einen Anteil vordergründig hören, z.B. den Appell, die Aufforderung zur Handlung, und sich damit in permanentem Zugzwang fühlen.

Mit dem »Sach-Ohr« hört man den sachlichen Inhalt, die überprüfbaren Fakten. Das »Appell-Ohr« filtert die Aufforderungen zum aktiven Handeln, zur Veränderung, heraus. Das »Beziehungs-Ohr« nimmt wahr, wie die sprechende Person zum Hörer steht, und das »Selbstoffenbarungs-Ohr« registriert, was der Sprechende von seiner Selbsteinschätzung, seinen Gefühlen, preis gibt

Zunächst wird natürlich der **Sachinhalt** durch Worte befördert. Nehmen wir zum Beispiel zwei Insassen eines Autos während einer stundenlangen Autofahrt. Nach einem ausgiebigen Gähnen äußert der Beifahrer: »Jetzt wäre ein starker Kaffee recht!« Der Fahrer kann aus diesem beiläufigen Satz in erster Linie entnehmen, dass sein Beifahrer sich wohl schläfrig fühlt und nach einem aufmunternden Kaffee sehnt.

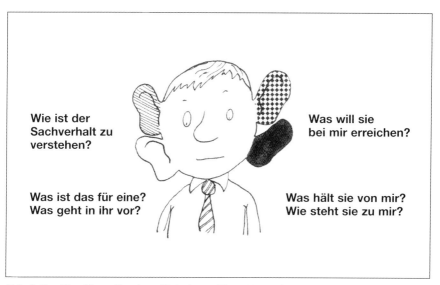

Abb. 2: Der **Vier-Ohren-Empfang** (*Schulz von Thun* 2000:67).

Daneben vermittelt aber jede Botschaft – egal, ob durch Wort oder Handlung – einen **Appell** an das Gegenüber, der unausgesprochene Sehnsüchte und Wünsche ausdrückt. Allerdings nur in dem Maße, in dem der Angesprochene das auch auf sich bezieht. Wenn er sich »nicht angesprochen« fühlt, prallt der Appell wirkungslos ab. So kann der Beifahrer seinen Stoßseufzer als Aufforderung meinen, dass der Fahrer jetzt gleich an der nächsten Raststätte abbiegen soll, damit dort ein Kaffee getrunken werden kann. Handelt es sich um ein eingespieltes Team, dessen Kommunikation durch viel Übung bereits Routine hat, wird der Fahrer das durchaus richtig verstehen und, wenn er entgegenkommend reagieren möchte, kommentarlos bei der nächsten Möglichkeit abbiegen. Ist er aber in Gedanken oder nicht vertraut mit dem hintersinnigen Vorbringen eines Wunsches, erwidert er vielleicht: »Ja, ich fühle mich auch etwas müde!«, und kommt nicht auf die Idee, dass mehr dahinter gesteckt hat, als eine Aussage über die momentane Befindlichkeit des neben ihm Sitzenden.

Bei jeder Kommunikation kommt aber auch ein **Beziehungshinweis** mit herüber. Das heißt, es wird subtil, aber deutlich klargestellt, wer in der Beziehung welche Funktion inne hat, wer oben, wer unten steht, wie die emotionale Bindung ist, welche Nähe oder Distanz besteht. Mit dem Ausspruch: »Jetzt wäre ein starker Kaffee recht!«, vermeidet der Beifahrer geschickt einen, seiner Ansicht wohl nicht passenden Befehl: »Fahr doch mal raus und lass uns einen Kaffee trinken.« Er gibt dem Fahrer zu verstehen, dass dieser letztendlich die Entscheidung zu treffen hat. Wäre er der Chef, der seinem Chauffeur einen Befehl erteilt, käme sicher die klare Anweisung: »Bei der nächsten Raststätte fahren Sie raus, ich möchte einen Kaffee trinken!« Vielleicht besteht zwischen den beiden Autoinsassen aber auch solch eine Nähe und Vertrautheit, dass es keiner weiteren Worte bedarf, um auch diesen gemeinten Inhalt zu transportieren.

Die letzte Funktion einer kommunizierten Botschaft ist, laut *Schulz von Thun*, die **Selbstoffenbarung** der Hinweis auf die eigene Einschätzung, das Selbstwertgefühl. In unserem Fall macht der Beifahrer keinen konkreten Vorschlag wie etwa: »Was hältst Du davon, wenn wir bei der nächsten Gelegenheit abbiegen und einen Kaffee trinken?« Das würde ihn auf dieselbe Stufe mit dem Fahrer heben und es beinhaltet die Möglichkeit, dass es auf eine Auseinandersetzung hinauslaufen könnte. Denn wenn der Fahrer erwidert: »Jetzt noch nicht, wir fahren noch eine Stunde«, müsste der Beifahrer seinen Standpunkt verteidigen und eventuell gegen den Fahrer Stellung beziehen, was ein bestimmtes Maß an Selbstbewusstsein erfordert. Menschen mit niedriger Selbsteinschätzung ziehen die »ungefährliche«, weil keine Konsequenzen nach sich ziehende Form der einfachen Wunschdarstellung vor, wie der Beifahrer im Beispiel.

Diese zusätzlichen Informationen zum sachlichen Inhalt werden häufig ohne willentliches Zutun des Sprechers übermittelt. Aber sie schwingen in jedem Gespräch mit, manchmal weniger deutlich, häufig aber auch gut wahrnehmbar durch Körpersprache, Gestik und Mimik. Weil es sehr auf die Gestimmtheit der »Empfänger-Ohren«, die Intensität der gesendeten Signale und die momentanen Situationsumstände ankommt, gibt es natürlich auch sehr viele Möglichkeiten der Missdeutung oder des Überhörens von Signalen. Ein guter Grund, sich ab und zu dieses Kommunikationsquadrat wieder ins Gedächtnis zu rufen, den verschiedenen Aspekten von Inhalten nach zu spüren und auch zu überprüfen, ob die eigenen »vier Ohren« noch alle gleich gut zuhören.

2.2 Umgang mit nicht sprachlichen Kommunikationsmitteln

Nonverbale Vermittlung kann neben dem unbewussten Einsatz natürlich auch ganz bewusst verwendet werden, um das Gegenüber im eigenen Sinn zu manipulieren. In allen Städten sieht man am Rand hockende oder kniende Gestalten, die stumm eine Mütze oder ein anderes Behältnis mit wenigen Münzen vor sich stehen haben. Sie sehen die Menschen von unten her bittend an, den Kopf leicht gesenkt. Beim Versuch, den Vorbeieilenden aus Mitleid etwas Kleingeld zu entlocken, ist das sichtbare Zur-Schau-Stellen von Armut oder Krankheit ein recht wirkungsvolles Mittel für den »Geschäftserfolg«. Die Präsentation eines bestimmten äußeren Bildes gehört häufig dazu. Auch der Bankangestellte hinter dem

Tresen möchte auf den ersten Blick einen bestimmten Eindruck machen. Hier dient das Erscheinungsbild – die akkurate Kleidung und das gepflegte Äußere – der nonverbalen Vermittlung von Zuverlässigkeit und Kompetenz, schließlich sollen die Bankkunden dem Unternehmen ihr schwer verdientes Geld anvertrauen.

Die Herkunft des Wortes »Kommunikation« leitet sich vom lateinischen *communicatio* und *communicare (Mitteilung, Unterredung- gemeinsam haben, teilen)* ab und lässt damit Rückschlüsse zu, was Kommunikation bedeutet und wie sie stattfindet: Menschen teilen anderen etwas mit, machen etwas gemeinsam, vereinigen ihre Gedanken. Man lässt andere an den eigenen Gefühlen, Anschauungen und Meinungen teilnehmen und nimmt vom Gegenüber diese entgegen. Das setzt aber auch die Bereitschaft voraus, andere Menschen einen Blick auf sich selber tun zu lassen. Es geht also immer wieder darum, einerseits Informationen richtig zu senden und sie andererseits zu empfangen und zu deuten.

Wie man mit den empfangenen Informationen umgeht, ob man sie bewusst oder unbewusst aufnimmt und von welchem eigenen Erfahrungshintergrund ausgehend man sie versteht, bestimmt dann die Qualität des Umgangs miteinander. Es reicht für ein befriedigendes Gespräch häufig nicht aus, die Worte zu hören und auf deren Sachinhalt zu antworten. Möglicherweise ist der unausgesprochene Ruf nach Beachtung, Zuwendung oder Bestätigung der Stellung noch viel wichtiger. Erst wenn dieser beantwortet wird, erfährt die aussendende Person die Befriedigung, die sie sich erwartet. Sie wird auch offener für das, was der andere mitteilt.

3 Kommunikationsmittel: Sprache, Gestik, Mimik, Schrift und Bild

3.1 Die Sprache

Innerhalb komplexer Systeme ist zum Funktionieren immer Verständigung nötig. Sie ist ein wesentliches Element, das durch die speziellen Fähigkeiten der Teile bestimmt wird. Im Menschen findet sie beispielsweise von Zelle zu Zelle durch chemische Vorgänge statt und in der menschlichen Gemeinschaft durch die dem Menschen eigenen Mittel wie Sprache, Gestik und Mimik. Diese sind zwar auch den Tieren möglich, der Gebrauch von Schrift und Bildern ist jedoch dem Menschen vorbehalten und unsere ganze Kultur hat hier ihren Ursprung.

Die Sprache fällt uns sicher als erstes Kommunikationsmittel ein, sie ist uns allen vertraut und wird ein Leben lang in unterschiedlichsten Situationen gebraucht. In erstaunlicher Weise entwickelt sich aus unidentifizierbaren Lautäußerungen des Babys innerhalb von wenigen Monaten eine der Umwelt verständliche Äußerung von Bedürfnissen und Emotionen. Die Entwicklungstheoretiker sind heute nicht mehr einheitlich der Meinung, dass das Sprechen lernen nur durch Nachahmen des Gehörten vor sich geht. Denn auch wenn die Beziehungsperson nur sehr wenig Gehaltvolles anbietet, lernt das Kind doch spielend und vollständig die Grammatik und Syntax der Muttersprache. Das heißt, es spricht früher oder später auch Sätze, die es noch nie gehört hat; äußert Gedanken, die für die Eltern völlig absurd klingen und sicher nicht vorgesprochen worden sind.

Man nimmt an, dass die Fähigkeit zur ordnenden Zusammenfügung von Worten durchaus in einer bereits vorhandenen, universellen Anlage zur Sprache zu suchen ist. In der prägenden Phase bis zu einem Jahr kann das Kind alle der menschlichen Kehle möglichen Laute formen. Es kann in dieser Zeit noch alle Sprachen lernen, die auf der Erde gesprochen werden. Danach verlieren sich mit der Zeit die Laute, die die gehörte Sprache nicht verwendet. Das Kind konzentriert sich auf die 20 bis 40 Laute der Umgebung und übernimmt in seinem noch nicht verständlichen Reden die Satzmelodie seiner Muttersprache.

Die Sprache begleitet den Menschen sein Leben lang als Kommunikationsmittel ersten Ranges. Er lernt, sie gezielt einzusetzen, sie als Träger seiner Mitteilungen differenziert zu benutzen. Man braucht nur an Lehrer oder Eltern denken, die sehr wohl wissen, wie man Stimmlage und Lautstärke als wirkungsvolle Mittel zur Übermittlung und Verstärkung des Inhalts benutzt. Und wenn im Film der Hauptdarsteller sein samtiges »Schau mir in die Augen, Kleines«, raunt, ist die Gänsehaut bei den weiblichen Zuschauern vorprogrammiert. Sänger können ihre Stimme noch um einiges spezieller auf den Inhalt und die zu übermittelnde Botschaft einstellen. Häufig ist es bei Opern nicht einmal nötig, den wörtlichen Inhalt zu verstehen, um das Gemeinte zu erkennen und Wiegenlieder erfüllen ihren Zweck über Sprachgrenzen hinaus.

Sprache funktioniert auch ohne jedes »schmückende« Beiwerk von Modulation oder Einsatz von Rhythmus und Klangfarbe. Bei Kehlkopfgeschädigten übernehmen heute bereits Computer die Aufgabe des Stimmapparates wie bei dem Physiker *Stephen Hawkins*. Auch die Stimmen von Bahnhofsansagen oder Anrufbeantwortern sind häufig Werk eines Computers. Es wird nur der wörtliche Inhalt transportiert. Gerade aus diesem Grund klingen die Botschaften oft etwas »roboterhaft«.

3.2   Die Gestik

Neben der Sprache ist es vor allem die nonverbale Kommunikation durch Gesten, die ohne Lautartikulierung häufiger als man denkt, genutzt wird. Im ganz normalen Alltag sind symbolische Gesten eine gern verwendete Verständigungsmöglichkeit. Der hochgereckte Daumen als anerkennendes, Sieg ausdrückendes Zeichen, das Kopfschütteln als unausgesprochene Verneinung, das Zuhalten der Ohren für den Wunsch, nichts mehr hören zu müssen – bei näherem Nachdenken fallen einem sehr viele dieser uns ganz selbstverständlich scheinenden Kommunikationsmöglichkeiten ein.

Sie werden, wie Sprache, bewusst und der Situation angemessen eingesetzt. Voraussetzung dafür ist allerdings, wie bei gesprochener Sprache, dass der Empfänger der Botschaft den enthaltenen Sinn in gleicher Weise interpretiert wie der Sender. Nicht alle Kulturen haben dieselben Vorstellungen von einer Geste. Während in Japan das Anhören eines Vortrages mit geschlossenen Augen und gelegentlichem Nicken als respektvoll gilt, deuten europäische Redner solche Reaktionen ihrer Zuhörer als gelangweiltes Abschalten kurz vor dem Einschlafen. Das Händeklatschen, bei uns Zeichen von begeisterter Zustimmung, gilt in vielen Regionen Afrikas als alltägliche Begrüßung ohne weitere Wertung. Während bei uns das Hochziehen der Augenbrauen als Zeichen von Erstaunen gilt, meint der Grieche damit bereits konkret ein ablehnendes Nein. Der hochgereckte Daumen signalisiert in USA und vielen anderen Ländern ein lobendes, zustimmendes »Gut gemacht«, in Australien und Nigeria allerdings die sehr eindeutige Aufforderung zu verschwinden.

Neben den primären Gesten, die das Äquivalent zu gesprochener Sprache sind und eine deutliche Aussage treffen, gibt es noch die ebenfalls Botschaften übermittelnden, beiläufigen Gesten. Wenn ich jemanden gähnen sehe, entsteht bei mir zunächst der Eindruck, dass dieser Mensch müde ist. Passiert das jedoch während einer Vorlesung oder eines Vortrages, eventuell noch mit deutlichem Augenkontakt, kann man durchaus annehmen, dass aus der beiläufigen Geste eine primäre geworden ist, und mir jemand sagen will, wie gelangweilt er sich fühlt.

3.3 Die Mimik

Ebenso wie die Gestik vermittelt die Mimik dem Gegenüber etwas von unserer momentanen Befindlichkeit. Häufig spiegeln sich im Gesicht die Emotionen des Menschen gänzlich ohne sein Zutun und manches Mal würde er auf diesen äußeren Ausdruck inneren Empfindens sicher lieber verzichten. Schließlich will man dem Gegenüber nicht immer so viel aus seinem Inneren mitteilen. So zeigt das unwillkürliche Erröten in den verschiedensten Situationen dem Gegenüber schnell und ohne Worte, wie sehr der andere Mensch sich betroffen fühlt. Daher das von versierten Kartenspielern bewusst aufgesetzte »Pokerface«, das Mitspielern die Rückschlüsse auf die in der Hand befindlichen Karten erschwert. Man lässt sich auch über den Umweg der Mimikdeutung »nicht in die Karten gucken«, keine Freude über gute oder Enttäuschung über schlechte Karten ist nach außen sichtbar.

Einige Menschen brauchen nur an Zitronen denken, schon verzieht sich ihr Gesicht unwillkürlich in Erinnerung an die Säure dieser Frucht. Auch Trauer oder Schrecken drücken sich unmissverständlich durch eine spezielle Mimik aus. Wir alle können Gefühle meist eindeutig aus Gesichtern herauslesen, es sei denn, spezielle Ausfälle in der rechten Hirnhälfte oder ein Defekt des die Hirnhälften verbindenden Balkens hindern uns daran. Zur Unterstützung der Kommunikation ist das »Entziffern« des Gesichtsausdruckes wesentlich. Denn häufig sagt uns erst der Blick ins Gesicht, wie die Botschaft eigentlich gemeint ist, oder wie viel sie dem Sender bedeutet. Klassische Situationen, die für lang anhaltenden Schaden sorgen können, sind die, in denen bewusst (oder auch unbewusst) unterschiedliche Botschaften gesendet werden: Die verbale Botschaft sagt etwas absolut anderes, als Gestik, Mimik und Intonation. Das verwirrte Gegenüber weiß nicht, woran es ist, soll es dem Sachinhalt glauben oder den anderen Informationen? Auch aus diesem Grund ist es nützlich, sich immer wieder einmal das Vorhandensein von den vier Inhalten einer Botschaft zu vergegenwärtigen.

Gestik und Mimik sind Kommunikationsmittel, die sogar ohne direkte Anwesenheit der aussendenden Person noch funktionieren. Mit Bildern, die wir anderen

Menschen schicken, können wir nämlich ebenso etwas mitteilen wie mündlich. Häufig wird der subtile Umweg der Mitteilung durch ein Bild bevorzugt, man kann hier seine Aussagen geschickt und überlegt verpacken. Der Ausspruch:»»Ein Bild sagt mehr als 1000 Worte«, wird in der Werbung Tag für Tag umgesetzt. Die lächelnde, offensichtlich attraktive Mutter einer lärmenden Kinderschar zeigt doch, was mit bestimmten Nudelprodukten machbar ist ... Wir nehmen die ausgesandten Informationen vielfach unbewusst wahr, was aber unser Hirn nicht daran hindert, sich dieser Mitteilung bei der Meinungsbildung als Hintergrund zu bedienen. Womit die Kommunikation zwischen Anbieter und potenziellem Kunden einwandfrei funktioniert!

Eine völlig andere Form der Kommunikation kann codierte Gestik möglich machen: mit gezieltem Einsatz von Bewegungen der Hände, Füße, des ganzen Körpers, wird ein Ding, ein Gefühl oder auch ein Buchstabe ausgedrückt. Die Gebärdensprache ermöglicht es Menschen ohne Hörfähigkeit, sich mitzuteilen und von anderen verstanden zu werden. Jedes Land hat hier eine eigene Form entwickelt, obwohl es durchaus Gemeinsamkeiten gibt. Daneben existiert auch, anders als bei der phonetischen Sprache, eine internationale Gebärdensprache. Die Gebärdensprache ist als eigenständige Sprache anerkannt und weit davon entfernt, nur eine Interpretation von Lauten oder Wörtern zu sein.

Zusätzlich gibt es die gebärdenunterstützte Kommunikation, bei der es vor allem darum geht, nicht voll artikulierfähigen Menschen die Mitteilung und dem Zuhörenden das Verstehen zu erleichtern. Diese beiden Möglichkeiten des zwischenmenschlichen Gedankenaustausches sind zwar eher wenigen Menschen zugänglich, ohne sie müssten diese aber auf ein großes Stück der Teilhabe am sozialen Leben verzichten.

Viele Menschen, die sich durchaus artikulieren können, begleiten ihre Rede durch schwungvolle Gesten. Bewusst oder unbewusst wollen sie damit die Inhalte unterstreichen, verdeutlichen. Ein gutes Beispiel ist der Versuch, jemanden eine Wendeltreppe erklären zu lassen. Fast alle Menschen zeigen zur Illustration des Begriffs mit einer Hand die spiralige Bewegung der Treppe um eine Achse an. Intensität und Einsatz der Redegestik ist wieder sehr kulturabhängig: Was ein Lateinamerikaner als normale Unterhaltung ansieht, kann einem Südostasiaten bereits als Vorstufe für aggressives Angriffsverhalten erscheinen.

3.4 Die Schrift

Ein weltweit verbreitetes Kommunikationsmittel ist die Schrift. Auch da sind die Unterschiede zum Teil gravierend, denn ob ich von links nach rechts, von oben nach unten oder von rechts nach links lese, ist doch sehr verschieden, von den Schriftformen einmal ganz abgesehen. Man hat sich in der internationalen Kommunikation auf die Druckschrift mit lateinischen Buchstaben geeinigt, sodass Kommunikation per Schrift weltweit leicht möglich ist, vorausgesetzt, man wählt auch noch eine gegenseitig verständliche Sprache. Wenn heute auch das Telefon oder E-Mail und SMS den Brief im privaten Umgang beinahe ersetzt haben, so werden behördliche Benachrichtigungen oder wirklich wichtige Sachen nach wie vor in Schriftform mitgeteilt. Der Schreiber kann so sicher sein, dass das Gemeinte genau in der gewünschten Form, ohne ungewolltes Beiwerk von nonverbalen Äußerungen und jederzeit überprüf- und wiederholbar beim Empfänger ankommt.

Zum unmittelbaren Kommunikationsmedium wird die Schrift, wenn sie bei entsprechend behinderten Menschen als Transportmittel ihrer Gedanken zum Einsatz kommt und das Gegenüber dann mit gleicher oder anderer Kommunikationsart etwas erwidert. Häufig wird Schrift von vorübergehend eingeschränkten, früher artikulationsfähigen Menschen als Mittel der Verständigung verwendet, wie etwa nach schweren Kieferoperationen. Ist die Einschränkung nicht nur auf den Stimmapparat beschränkt, sondern betrifft sie auch noch die Feinmotorik der Hände, helfen moderne Computer mit Tipphilfen, die mit dem Mund oder anderen Körperteilen bedient werden können. Die Zeigetafeln früherer Zeiten, auf denen gemeinte Buchstaben oder Buchstabensequenzen gezeigt werden, sind weitgehend moderneren Hilfsmitteln gewichen. Bei bestimmten kognitiven Einschränkungen lassen sich damit aber immer noch Verständigungsmöglichkeiten in Form von Bildern oder Symbolen kreieren. Auch für die Experimente mit Schimpansen, die zwar nicht das Sprechen, wohl aber das Kommunizieren mit dem Menschen lernten, waren solche Tafeln im Einsatz. Die Tiere reagierten nicht nur schablonenhaft auf gezeigte Zeichen oder Dinge, sie benutzten die Zeichentafeln, um ihre Ansichten und Wünsche auszudrücken, was ja das Wesen von Kommunikation ausmacht.

Sehr exotische Verständigungsmittel entstanden in besonderen Situationen oder Gegenden: In England war bis kurz nach dem Zweiten Weltkrieg in einigen Gebieten die Weitergabe von Signalen und Botschaften mit Spiegeln auf hohen Masten möglich. Auf den Kanaren gab es wegen der umständlich zu überwindenden vielen Täler eine Pfeifsprache von Berg zu Berg, mit der man Botschaften austauschte. Und die Jodler der Allgäuer, Schweizer und Österreicher Älpler waren ursprünglich auch nicht zur Touristenunterhaltung, sondern als Kommunikationsmittel in unwegsamem Gelände gedacht.

Der Mensch ist so sehr auf Kommunikation angewiesen, dass er imstande ist, die extremsten Einschränkungen zu überwinden, wie beispielsweise die Amerikanerin *Helen Keller*, die nach einer Hirnhautentzündung mit 19 Monaten taub und blind wurde. Ihre Lehrerin, *Anne Sullivan*, machte sie mit dem in die Hand buchstabierten Fingeralphabet bekannt und so konnte sie mehrere Fremdsprachen lernen, ihren Bachelor of Arts machen und die Ehrendoktorwürde von Harvard erhalten.

Es steht also eine Vielzahl von Kommunikationsarten zur Auswahl, und es ist sinnvoll, sich je nach Situation der genau passenden oder auch mehrerer davon zu bedienen. Gruppenleiter sollten öfter einmal mit den unterschiedlichen Arten experimentieren, denn das schult bei den Teilnehmern die Konzentration.

4 Besonderheiten der Kommunikation in höherem Alter und Hindernisse im Heim

Dass Kommunikation in jedem Alter notwendiger Lebensbestandteil und somit auch im Altersheim wichtig ist, ist wohl unbestritten. Aber gerade hier, wo die Lebensqualität auch davon abhängt, wie sehr der Mensch sich mit seinem Umfeld austauscht, sich mitteilen kann, gibt es erhebliche Schwierigkeiten, befriedigende Kommunikation zu erleben. Das liegt an der speziellen Situation der Bewohner, aber auch an fehlenden oder unpassenden Angeboten.

4.1 Einschränkungen der Sinnesorgane

Meist sind die Menschen bei ihrem Einzug in einem Alter, in dem die Sinnesorgane schon altersbedingt in ihrer Funktion eingeschränkt oder durch Krankheiten beeinträchtigt sind. Um bei einer normalen Kommunikation sowohl etwas mitteilen als auch Botschaften empfangen und entschlüsseln zu können, braucht man normalerweise Augen und Ohren, Stimme und Sprache, außerdem Denkfähigkeit, Gedächtnis sowie in jedem Fall einen Kommunikationspartner!

Heute kommen Menschen im Durchschnitt zehn Jahre später in ein Altersheim als noch vor 15 Jahren, sodass das Eintrittsalter von im Durchschnitt 70 auf 80 Jahre gestiegen ist. Das bedeutet auch, dass die Seh- und Hörfähigkeiten bei vielen Bewohnern bereits mehr oder weniger beeinträchtigt sind. Es fällt ihnen oft schwer, etwas zu hören, was in größerer Entfernung gesprochen wird und es werden häufig keine oder schlecht eingestellte Hörgeräte verwendet. Die Erfahrung aus vielen fehlgeschlagenen Versuchen, sich an Gesprächen zu beteiligen, hat den alten Menschen dann oft dazu gebracht, sich in sich zurückzuziehen und Annäherungen zu meiden. Unterhaltungen in größeren Ansammlungen sind dann ebenso uninteressant wie schnelle Gespräche im Vorbeigehen.

In beiden Fällen dringt der Inhalt des Gesprochenen nicht bis zu dem alten Menschen durch. Die Folgen sind Rückzug und Vermeidungshaltung, beides Stationen auf dem Weg in die Einsamkeit. Diese Situation muss sich nicht zwangsläufig einstellen, denn es gibt natürlich auch die bewusste Kontaktsuche von anderen, die sich nicht abschrecken lassen, wenn sie einige Sätze wiederholen oder laut und akzentuiert sprechen müssen. Aber das ist nicht die Regel bei Kontakten zwischen Bewohnern, und Personal ist im Verhältnis zur Bewohnerzahl viel zu spärlich vorhanden, als dass jeder Bewohner immer wieder bewusst angesprochen werden würde.

Sind es die Augen, die Probleme machen, ist zwar theoretisch die Teilnahme an Veranstaltungen, das Zuhören bei Gesprächen und der Austausch von Meinungen möglich, aber um seinen Gesprächspartner zu finden, ist Aktivität nötig. Häufig trauen sich die sehbehinderten älteren Menschen nicht, auf andere zuzugehen. Sie fürchten das Hinfallen ebenso wie das Belästigen von Mitbewohnern, die sie um Hilfe bitten müssen. Vieles entgeht ihnen auch, weil sie Ankündigungen nicht lesen, Gesichter nicht gut unterscheiden und damit auch Kontakte nicht intensivieren können. Die Kommunikation einschränkende Veränderungen ergeben sich auch aus vielen Krankheiten: Schlaganfälle lassen Sprechen plötzlich nicht mehr zu, Morbus Parkinson verhindert das situationsgerechte Reagieren auf Ansprache, Medikamente wirken sedierend, Zahnprobleme lassen alte Menschen aus Angst vor rutschenden Prothesen verstummen.

4.2 Nachlassende sprachliche Fähigkeiten

Ein ganz wichtiger Hinderungsgrund für eine gelungene und zufriedenstellende Kommunikation liegt jedoch oft auf einem anderen Gebiet: Menschen in höherem Alter, die ins Altersheim kommen, haben meist schon länger oder zum Teil auch sehr lange allein gelebt. Ihr Rückzug in sich selber ist manchmal schon sehr weit fortgeschritten und auch wenn sie zu verstehen geben, dass sie sich einsam fühlen oder Kontakt suchen, so haben sie es doch manchmal verlernt, diesen auch zu pflegen.

Sie scheuen sich zu sprechen, weil es so ungewohnt ist, wieder nach außen zu transportieren, was sie sonst nur innerlich bewegt. Das Formulieren ganzer Sätze geht nicht mehr so einfach und selbstverständlich, wie das früher der Fall war. Man misst sich und seine Äußerungen an dem, was man von früher in Erinnerung hat – und verzichtet angesichts der festgestellten Änderungen zum Negativen ganz darauf. Auch die Aufmerksamkeit, die man als sprechende Person bekommt, muss man aushalten können, vor allem, wenn es in einem Kreis von mehreren Menschen ist. Das gelingt alten Menschen, die es gewohnt waren, mit sich allein zu sein, nicht immer auf Anhieb. Um Gespräche führen zu können, in denen man anderen seine Meinungen mitteilt und auf deren Informationen reagiert, muss man sich merken können, was gerade gesagt wurde. Bei nachlassendem Kurzzeitgedächtnis und kürzerer Konzentrationsfähigkeit vieler älterer Menschen ist auch das oft ein Problem. Natürlich kann man sich immer wieder über dasselbe Thema unterhalten, solange der Gesprächspartner das toleriert und nicht entnervt weitere Gespräche vermeidet.

Der aktive Wortschatz kann bei Menschen, die schon länger allein waren, sehr stark abgebaut sein. Je weniger die Worte gebraucht werden, desto weiter sinken sie im Bewusstsein ab. Jeder, der in der Schule eine Fremdsprache gelernt hat und sie nach vielen Jahren plötzlich wieder aktivieren will, kennt das verzweifelte Suchen nach dem richtigen Wort, die abgehackten, nur aus einzelnen Worten bestehenden Sätze, mit denen Unterhaltung schwer möglich ist. Der Durchschnittsmensch verfügt über 6000 bis 15000 Wörter, die er aktiv beliebig einsetzen kann. Beim Erlernen von Fremdsprachen geht man von einem Endziel von 2000 Wörtern zur Basiskommunikation aus, wobei dann mit 4000 aktiven Wörtern schon eine sehr gute Verständigung erreicht wird. Man muss nicht unbedingt über die 22500 Wörter von *Theodor Storm* oder die ganz und gar außergewöhnlichen 30900 Wörter von *Shakespeare* verfügen. Wenn dagegen der aktive Wortschatz immer mehr schrumpft und letztlich nur die ca. 1500 Wörter einer Grundverständigung übrig bleiben, macht das Unterhalten wenig Spaß, weil man seine Defizite eben doch sehr stark wahrnimmt – gerade beim Ausdrücken von emotionalen Inhalten. Und der Teufelskreis geht weiter: Je weniger man das Mitteilen übt, desto mehr nimmt der aktive Wortschatz ab und damit das Vermögen, sich auszutauschen. Desto stärker ist dann der Rückzug in sich selbst und das Abkapseln von der Umgebung mit allen negativen Folgen wie depressiven Verstimmungen, durch Inaktivität sinkende Beweglichkeit der Gelenke und damit einhergehend Schwund von Muskulatur mit der Abnahme von Kraft und Bewegungsfähigkeit.

Dieser Verlauf ist aber keineswegs gleichzusetzen mit einer Krankheit, wie etwa demenziellen Veränderungen des Hirns oder sekundären Folgen von Erkrankungen, die sich in der Hirnleistungsfähigkeit niederschlagen. Er ist nur das Ergebnis von äußeren Faktoren, die in ihrer Gesamtheit kulminieren und zu gravierenden Verschlechterungen des Lebensgefühls und der Gesundheit führen können.

4.3 Fremde Welt »Altersheim«

In einem Altersheim, Wohnheim oder einer Seniorenresidenz, meint man, kommen diese äußeren Faktoren vielleicht nicht so sehr zum Tragen wie in einer abgeschlossenen, kleinen Wohnung, die immer seltener verlassen wird. Fehlen dort Angehörige oder enge Freunde in nächster Umgebung – und dazu zählen sicher auch die geliebte Katze oder der Wellensittich – sind die Folgen des Kommunikationsmangels fast logisch. Was kann jedoch in einem Altenheim, das ja von den Kindern oft genug auch unter dem Aspekt ausgesucht wird, wie sehr das Personal um Aktivierung und Ansprache bemüht ist, trotzdem zu ähnlichen Erscheinungen führen?

Einmal ist der Umzug ins Heim nicht immer, eher in seltenen Fällen, aus freiem Entschluss erfolgt. Einschränkungen, die den Verbleib in den vertrauten vier Wänden risikoreich werden lassen, Kinder, die sehr weit weg wohnen und ihre Mutter oder ihren Vater gut versorgt wissen wollen, Wegfall von sorgenden Partnern und die fehlende Fähigkeit, mit der nun viel zu großen Wohnung allein zurechtzukommen – all das sind gute Gründe für den Einzug in ein Altersheim. Nur sind das keine guten Gründe dafür, sich dort auch wohlzufühlen und die Veränderungen, die mit einiger Wucht auf einen treffen, zu akzeptieren oder sogar positiv zu empfinden. Auch wenn der Verstand sagt, dass es die einzig richtige Wahl war, kann der Bauch doch ganz anderer Ansicht darüber sein! Widerstreben fördert keine Offenheit, die nötig ist, um auf andere zuzugehen und zu genießen, was die Veränderung an Vorteilen bietet und Nutzen aus den Änderungen zu ziehen.

Menschen sind auch sehr unterschiedlich in ihren Kontaktgewohnheiten: Die einen würden gern mit Gott und der Welt plaudern und Kaffee trinken, die anderen brauchen einen gesunden Abstand zwischen sich und der Welt, auch wenn sie gelegentlichen Ausflügen dorthin nicht abgeneigt sind. Nur wollen sie immer selbst bestimmen, wann das stattfindet, wo und in welchem Ausmaß. Alles andere empfinden sie als zu dicht, zu aufgezwungen und zu sehr als Eingriff in ihre persönliche Freiheit. Auf das plötzlich engere Miteinander im Altenheim reagieren sie ablehnend. Diese Menschen werden natürlich erst einmal wenig an spontaner Kommunikation erleben, auch wenn die Möglichkeit dazu da wäre.

4.3.1 Der alte Mensch in einer neuen Welt

Ein Wohnheim ist, unabhängig vom Alter der Bewohner, ein geschlossenes System: Es gibt ein Drinnen und ein Draußen. Wer neu hereinkommt, ist erst mal »einer von draußen«. Je nach Veranlagung, nach konstitutioneller Möglichkeit und auch nach Unterstützung durch Personal und Angebot dauert es kürzer oder länger, bis der »Stallgeruch« haftet. Manchmal zieht sich so ein Prozess aber auch zu lange hin, dann geht die anfängliche Isolierung in ein Stadium der Gewöhnung über und ohne erhebliche Aktivität, die ein älterer Mensch nicht immer aufbringt, ist dieser Status nur schwer wieder zu verlassen.

In einem Altersheim treffen sehr unterschiedliche Menschen zusammen, die sich in ihrem langen Leben meistens eher unter Vertretern der eigenen Klasse bewegt haben. Gerade ältere Menschen sind noch sehr verhaftet mit den Umgangsformen, die sie in ihrer früheren Umgebung gewohnt waren. Sie sind nicht immer tolerant gegenüber fremden, ungewohnten und damit häufig unverständlichen Verhaltensweisen neuer Mitbewohner. Sie distanzieren sich manchmal nicht nur von Menschen, die sie als nicht ihrer Gesellschaftsklasse zugehörig empfinden, sondern auch gegenüber anderen Älteren, die deutlich sichtbare oder im Umgang zu bemerkende Handicaps haben. Auch wenn man meinen sollte, dass das Erleben eigener Einschränkungen duldsamer und nachsichtiger gegenüber denen anderer Menschen macht, ist das durchaus nicht immer der Fall.

Natürlich gibt es auch die nette, alte Dame im Rollstuhl, die ihrer Nachbarin beim Brötchenschmieren hilft, weil diese wegen eines Schlaganfalls nur sehr mühsam mit dem Besteck hantieren kann.

Aber viel häufiger gibt es die ungeduldig auf den Lift Wartenden, die sich lauthals darüber beschweren, wie viel Platz doch Leute mit ihrer Gehhilfe beanspruchen und dass »solche Personen« gefälligst auf den nächsten Lift warten sollten. Wie häufig kommt die Beschwerde über einen unerwünschten Nachbarn im Speisesaal, der wegen partieller Gesichtslähmungen etwas ungeschickt beim Essen ist? Oder man beklagt, dass »die Neue aus dem 3. Stock« eingebildet ist, und nicht mal grüßt – obwohl sie nur schwer hört oder schlecht sieht und gar nicht auf die Grüße, die ihr im Vorbeigehen zugerufen werden, reagieren kann.

Unter diesen Voraussetzungen ist das freundliche Entgegenkommen durch die Bewohner nicht immer der Regelfall und schon eine einzige, ablehnende oder erschreckende Äußerung kann den vorläufigen Rückzug in die Sicherheit des jetzt so klein gewordenen Privatreichs im Zimmer bedeuten. Häufen sich diese Erlebnisse, wird die Möglichkeit zur Kommunikation immer seltener gesucht und endlich auch bewusst vermieden. Da nützen auch gut gemeinte Ratschläge der Kinder am Telefon nichts, dass die Mama doch mal unter die Leute gehen soll.

4.3.2 Mangelhafte Angebote zur Kommunikation

Weil Menschen in einem Altersheim so unterschiedlich sind, ist es auch nicht leicht, Angebote zu machen, die möglichst vielen von ihnen gerecht werden. Sie sollen nicht unter-, aber natürlich auch nicht überfordert sein; sich nicht wie im Kindergarten fühlen müssen, jedoch ohne viel Mühe dem Angebot folgen können. Häufig bleiben da die Bedürfnisse der relativ fitten Bewohner auf der Strecke, weil sie zunehmend in der Minderzahl sind und das Augenmerk des Hauses aus vielerlei Gründen eher auf den Menschen mit höherer Pflegebedürftigkeit und eingeschränkter Hirnleistungsfähigkeit liegt. Viele geistig noch rüstigere Bewohner wünschen sich einiges mehr in Sachen Kommunikation und könnten diese bei entsprechenden Angeboten auch wahrnehmen.

Es nützt nicht viel, wenn es in der Stadt zwar Theater oder Vorträge, Seniorenangebote der VHS oder der Gemeinde gibt, der Bus jedoch abends nicht mehr fährt. Oder, was häufig genug der Fall ist, für den Bewohner wegen körperlicher Einschränkungen nicht mehr zu nutzen ist. Taxis können sich die wenigsten leisten, es müssen ja sowieso noch die notwendigen Arztbesuche getätigt werden. So bleibt oft der Fernseher als Gesellschafter, der natürlich eine sehr einseitige, passive Unterhaltung darstellt und den Bedürfnissen der Menschen nicht wirklich gerecht wird. Passende Unterstützung vorausgesetzt, könnten viele der »Zimmerhocker« wieder lernen, miteinander zu reden und die Vorteile des engeren Zusammenwohnens besser zu nutzen.

5 Kommunikationsgelegenheiten im Heim

5.1 Von Tischnachbarn und Veranstaltungen

Zuerst einmal ist für den neu eingezogenen Bewohner jeder Kontakt ein eher einseitiges Beschnuppern. Die vielen neuen Namen, die unbekannten Räumlichkeiten und die Notwendigkeit, mit sich selber ins Reine zu kommen unter den völlig neuen Bedingungen, lassen es nur bedingt zu, sich bei Gesprächen zufriedenstellend einzubringen. Erst nach und nach hat man die nötige Aufmerksamkeit und Konzentration zur Verfügung, um sich dem Kommunikationspartner wirklich zu widmen.

In den meisten Fällen gibt es eine oder mehrere Schwestern oder Pfleger, die für das Zimmer und das Stockwerk verantwortlich sind. Sie werden beim ersten Kennenlernen und auch nach Möglichkeit später für kurze Kommunikation zur Verfügung stehen. Allerdings sind sie weder zeitlich noch von ihren Arbeitsinhalten in der Lage, längere Konversation zu machen oder darauf zu warten, dass der Bewohner in aller Ausführlichkeit aus seinem Leben erzählt. Dasselbe gilt für anderes Personal, einschließlich Heimleitung und Verwaltungsangestellten, Pfortenbesetzung oder Putzhilfen.

Dann sind da natürlich noch die anderen Bewohner des Hauses, vor allem des eigenen Stockwerks. Je nachdem, wie aufgeschlossen diese sind und welche Gewohnheiten im Haus herrschen, kann da schon einmal ein längerer Plausch vor dem Fahrstuhl zustande kommen. Für weitere Kontakte ist jedoch Eigeninitiative gefragt. Eine Einladung zu einer Tasse Kaffee, zu einem gemeinsamen Spaziergang, das Verabreden für eine Veranstaltung sind vielversprechende Ansätze, erfordern jedoch aktives Zugehen auf jemand Fremden.

Häufig gibt es auch Sitzecken oder Bereiche, in denen bewusst einige Stühle aufgestellt sind, man kann sich zwanglos dort hinsetzen und darauf warten, angesprochen zu werden. Oder auch aktiv selbst die Gesellschaft von dort Sitzenden suchen, um in ein Gespräch verwickelt zu werden. Dazu allerdings muss man schon recht geübt im »Anbandeln« sein und die Fähigkeit mitbringen, Ablehnung oder auch Gleichgültigkeit wegzustecken.

In den meisten Häusern gibt es einen Heimbeirat, einen Essensausschuss oder Gruppen im jeweiligen Stockwerk, in denen man als neuer Bewohner nach einiger Zeit tätig werden kann und so einen Austausch mit anderen pflegen kann. Die aktivierenden Gruppenangebote sind sehr unterschiedlich in den verschiedenen

Heimen und Häusern. Sie hängen stark vom zur Verfügung stehenden Personal, den Möglichkeiten und auch der Bewohnerstruktur ab. Meist werden Veranstaltungen wie Konzerte, Diavorträge oder Lesungen angeboten. Bei diesen Formen ist die wirkliche Kommunikation jedoch meist eher nachrangig, der passive Konsum von Unterhaltung steht im Vordergrund. Das gleiche gilt für hausinterne Feste zu Jahreszeiten, Feiertagen und Geburtstagen. Diese sind eine Gelegenheit zur Kommunikation, jedoch auch eher nur im Rahmen von allgemeinen Kommentaren zur Tischordnung oder den angebotenen Speisen. Wobei der Speisesaal, in dem gemeinsam Mahlzeiten eingenommen werden, natürlich das Forum ist, in dem man einigermaßen zwanglos mit den Tischnachbarn Kontakte aufnehmen und sich unterhalten kann. Diese Form von Kommunikation ist jedoch nicht immer erfolgreich, da die Tischnachbarn eventuell dieselben Hemmungen haben, Gespräche zu führen. Daneben gibt es selbstverständlich auch Tische, an denen man sich gut versteht, Beziehungen aufgebaut hat und das gemeinsame Essen für die Unterhaltung nutzt – für einen Neuankömmling ist es nicht einfach, in solchen bestehenden Gruppen einen Platz zu finden.

5.2   Spezielle Angebote zur Kommunikationsförderung

Die Strukturen, die Kommunikation eher nur zufällig entstehen lassen und stattdessen eher den Abbau derselben fördern, ähneln sich sicher überall. Da liegt es nahe, sich Gruppenangebote zu überlegen, die die aktive Kommunikation gezielt unterstützen, ohne zu überfordern, dabei Spaß machen und nebenbei tagesstrukturierend und kontaktaufbauend wirken.

Es ist wichtig, eine Möglichkeit für die geistig rüstigeren Bewohner zu bieten, sich auch einmal zusammenhängend über verschiedene Themen unterhalten und ihre reichen Kenntnisse und große Lebenserfahrung ins Gespräch einbringen zu können. Für viele Heimbewohner ist solch ein Angebot nötig, weil die früheren sozialen Beziehungen durch den Umzug abgeschnitten oder eingeschränkt worden sind und die externen Möglichkeiten nicht mehr genutzt werden können, um die geistige Fitness und damit ein großes Stück Lebensqualität so lange als möglich zu erhalten

Die Menschen, die im Heim wohnen, sind nach wie vor frei, über ihre Teilnahme zu entscheiden und werden sich nur solchen Gruppen dauerhaft zuwenden, die ihre tatsächlichen Bedürfnisse wirklich befriedigen. Es sollten also Angebote sein, die einerseits möglichst unterschiedliche, andererseits aber altersbezogene und situationsnahe Inhalte abdecken. Denn auch hier gilt das Prinzip der Marktwirtschaft: Angebot und Nachfrage stehen in engem Zusammenhang und wenn

Gruppen nicht angenommen werden, heißt das meistens, dass das Angebot nicht genau auf die Bedürfnisse abgestimmt war!

Um eine möglichst genaue Übereinstimmung und damit Akzeptanz durch die Bewohner zu erzielen, ist es deshalb sehr wichtig, sowohl über die Gruppeninhalte, ihre äußere und innere Durchführung, als auch natürlich über das Zielpublikum detaillierte Überlegungen anzustellen. Für jedes Haus wird das Ergebnis etwas anders aussehen, aber man kann nach sehr ähnlichen Schritten vorgehen.

6 Grundsätzliche Vorüberlegungen zu kommunikationsfördernden Gruppenangeboten

Egal, welche Gruppen letztlich eingeführt werden, die Grundüberlegungen unterscheiden sich erst einmal nicht. Am Anfang jeder Gruppe steht die Analyse der Bewohnerstruktur, der Möglichkeiten und Notwendigkeiten, das Gegenüberstellen von dem, was man an Zielen erreichen möchte und dem, was machbar ist.

6.1 Wer darf und soll kommen und wie soll die Zusammensetzung sein?

Mit Blick auf Konzept und Ziel muss zunächst entschieden werden, ob und in welchem Ausmaß die Gruppe homogen sein sollte. Es hat sich als recht hilfreich erwiesen, eine Herren- und eine Damengruppe zu etablieren. In den allermeisten Altenheimen sind Frauen in weitaus größerer Zahl vertreten als die Männer. Was natürlich damit zusammenhängt, dass die statistische Lebenserwartung von Frauen momentan um gut 6,8 Jahre höher liegt als die von Männern.

6.1.1 Frauenthemen – Männerthemen

Ältere Menschen haben noch von früher her die Gewohnheit, Themen in Frauen- oder Männerthemen einzuteilen. Man kann also besser auf die Interessen der Teilnehmer eingehen, wenn Damen und Herren getrennt disputieren. Überraschend oft kamen wir in unserem »Damentreff« auch auf Themen, die ich nicht mehr für relevant in dieser Altersgruppe hielt, die jedoch sicher nicht in einer gemischten Gruppe angesprochen worden wären. Wobei man als Gruppenleitung immer sorgfältig darauf achten muss, dass sich niemand unwohl fühlt, weil Themen das Schamgefühl verletzen oder über Dritte gelästert wird.

Auch Männer genießen es sichtlich, wenn sie einmal wieder unter sich sind. Beim »Stammtisch« werden plötzlich Rituale von früher sichtbar, Redewendungen tauchen auf, die sonst nie zur Anwendung kommen, und auch die Themen werden anders behandelt als unter Damen. Wobei es sicher einen Unterschied macht, ob es sich um eine Gruppenleiterin oder einen Gruppenleiter handelt. Denn als Gruppenleiterin ist man auch das Ziel plötzlich wieder entdeckten männlichen Charmes, der manchmal etwas eingerostet, aber zunehmend sicherer zur Anwendung kommt. Man sollte frühzeitig die Grenzen abstecken, was normalerweise kein männlicher Mensch, auch wenn er die Achtzig überschritten hat, missversteht. Meistens stammen die Bewohner der Altersheime noch aus einer Generation, für die Höflichkeit und Kavalierverhalten in Gesellschaft selbstverständlich sind. Krankheiten und lange Einsamkeit können jedoch das Verhalten verändern und noch viel mehr die Einnahme von Medikamenten. Auch hier ist die Biografiearbeit und Kenntnis der aktuellen Medikation von Vorteil.

Natürlich kann eine Gruppe auch von der Mischung profitieren: Ein Lesezirkel wird sicher auf einer breiteren Basis diskutieren, wenn männliche und weibliche Erfahrungen eingebracht werden. Auch bei Kurzaktivierungen wie Morgenrunden oder 10-Minuten-Aktivierungen wäre eine Trennung von Damen und Herren eher hinderlich als fördernd.

Es kommt also auch sehr auf die geplanten Inhalte der Gruppen an, für welche Zusammensetzung man sich entscheidet. Manchmal gibt es schon ein Hauskonzept, das bereits die Durchführung von bestimmten Gruppen vorsieht. Dann spricht einiges dafür, einmal neue Wege zu versuchen und ergänzende Gruppen mit jeweils gegensätzlicher Zusammensetzung zu installieren. Inhalt und Konzept müssen sich dann daran orientieren.

6.1.2 Von »rüstig« bis »pflegebedürftig«

Ganz wichtig ist auch die Vorentscheidung, ob und wenn ja, in welchem Ausmaß pflegebedürftige Bewohner zu den Gruppen kommen können oder gebracht werden sollen. Wenn man aus der Bewohnerauflistung und nach Befragung der zuständigen Pflegekräfte gesehen hat, dass eine ausreichende Anzahl an Teilnehmern aus der »fitten Abteilung« zusammenkommt, kann man sich durchaus dafür entscheiden, auch nur diese einzuladen. Man möchte ja gerade dieser Klientel ein Forum bieten, um die noch vorhandenen Fähigkeiten anzuwenden, zu trainieren und damit ihre Lebensqualität möglichst lange auf hohem Niveau zu halten.

Zwar ist unbestritten, dass natürlich auch die pflegebedürftigen Bewohner Bedarf an Kommunikation haben, aber im Hinblick auf den Erfolg der Gruppe und ihr Konzept zahlt es sich aus, gleich am Anfang klare Verhältnisse zu schaffen. Das heißt nicht, dass man wie ein Zerberus an der Tür steht und pflegebedürftige Bewohner abweist. Im Gegenteil: Solange diese selber kommen können und auch noch zur richtigen Zeit da sind, beweist das nur, dass sie wahrscheinlich auch geeignete, produktive Teilnehmer sind. Aber man sollte den betreuenden Pflegekräften klar machen, wie das Konzept aussieht und auf andere Angebote verweisen, bei denen ihre Klienten hoch willkommen sind.

Zählt man jedoch auf die Teilnahme der etwas eingeschränkteren Bewohner aus der Pflege, muss das deutlich berücksichtigt werden: sowohl in den Inhalten als auch bei der Dauer und bei der Einplanung von Hilfskräften wie Zivildienstleistenden, Ehrenamtlichen oder Praktikanten. Die Pflegekräfte haben oft nicht die Zeit, Teilnehmer rechtzeitig zu bringen und wieder abzuholen, beim Essen ist eventuell Hilfe nötig, für Toilettengänge oder unvorhergesehene Zwischenfälle braucht man eine zweite Hilfskraft. Da kommt es dann sehr auf die Möglichkeiten des Hauses an, wie die Planung aussieht. Ist keine zweite Kraft einsetzbar, muss man sich in der Größe der Gruppe beschränken und die Handicaps der pflegebedürftigen Bewohner genau kennen. Es sollte vom zuständigen Pflegepersonal klare Auskunft über den Status der einzelnen Teilnehmer eingeholt werden, damit störende Situationen von vornherein vermieden werden. Und natürlich ist es besser, bei gemischten Gruppen aus Pflege und Altersheim keine völlig freie Einladung herauszugeben, sondern vorher zu besprechen, wer jeweils aus der Pflege teilnehmen kann.

Die Erfahrung hat gezeigt, dass Bewohner von Wohnheimen und aus Pflegeabteilungen häufig schlecht miteinander in einer Gruppe zu betreuen sind, weil die einen sich schnell unter-, die anderen überfordert fühlen, die einen deutlich mehr könnten, die anderen einfach »abschalten«. Außerdem ist immer wieder eine gewisse Abneigung der rüstigen Bewohner im allzu nahen Umgang mit den Pflegeheimbewohnern zu beobachten. Mögliche Ursache ist vielleicht die Angst, auch in absehbarer Zeit zur »anderen Seite« zu gehören, oder auch nur die im Alter wachsende Ungeduld mit den Schwächen und Einschränkungen anderer umzugehen, sowie der Wunsch, auf gleichem Niveau mit anderen Teilnehmern verkehren zu können. Warum sollte man in dieser Hinsicht den Ehrgeiz haben, erzieherisch tätig zu werden? Es handelt sich um erwachsene Menschen, deren Ansichten zu respektieren sind.

Homogene Gruppen kommen meinen Erfahrungen nach den Wünschen von Altenheimbewohnern am ehesten entgegen. Wenn es irgend möglich ist, sollte also das geistige Niveau der Gruppenteilnehmer sehr ähnlich sein. Wobei natürlich körperliche Einschränkungen kein Hinderungsgrund zur Teilnahme sein dürfen. Im Gegenteil, es sollen ja gerade diese Beeinträchtigungen überwunden und die Menschen zur Kommunikation gebracht werden. Aber auch da sind »taktische« Vorüberlegungen nötig und Vorkehrungen zu treffen, damit man dem Einzelnen gerecht wird. In den Vorüberlegungen zum »Setting« wird man sich eingehend über sein Zielpublikum informieren und sich auch auf individuelle, körperliche Bedürfnisse einstellen.

6.2 Wie viele Teilnehmer werden und sollen es sein?

Anhand der aktuellen Bewohnerliste kann man sehr schnell herausfinden, in welchem Alter sich die meisten Bewohner befinden, welcher Anteil von Frauen und Männern vorliegt, wie viele noch nicht pflegebedürftig (eingestuft) und wie viele Rollstuhlfahrer dabei sind. Einige Bewohner kennt man vielleicht persönlich, bei anderen können Kolleginnen aus der betreffenden Station Angaben über die geistige Fitness machen. Sie wissen meist, wer sich gern mehr unterhalten möchte, wo besonderer Bedarf ist und welche biografischen Besonderheiten vorliegen. Aus diesen Angaben ergibt sich die Antwort auf die vordringliche Frage, für wen oder für wie viele Menschen das Angebot gelten soll.

6.2.1 Die Ansprache

Ist man die Bewohnerliste durchgegangen und hat eine bestimmte Anzahl an möglichen passenden Teilnehmern festgestellt, sollten diese von der Gruppenleitung oder den Pflegekräften auf die neue Gruppe angesprochen werden. Dabei können Motivation und Neugier aufgebaut und Ängste relativiert werden. Ein allgemeiner Aushang erinnert dann noch einmal an den Termin. Dabei braucht man keine Angst haben, dass sich zu viele angesprochen fühlen. Erfahrungsgemäß interessieren sich keinesfalls alle Bewohner für die angebotenen Gruppen und noch weniger kommen dann auch tatsächlich freiwillig dazu, wenn auch im Laufe der Zeit Mundpropaganda oder Einzelüberzeugungsarbeit den einen oder anderen zum Ausprobieren anregen wird.

Will man wirklich viele Menschen auf einmal ansprechen, bietet sich auch die Mittagspause und der Speisesaal oder der Anschluss an eine Veranstaltung an. Man kann die geplante Gruppe vorstellen, kurz die möglichen Inhalte skizzieren und später noch einmal in einem Aushang darauf zurückgreifen. Auch bei einer relativ großer Anzahl von potenziellen Teilnehmern kann man eine neue Gruppe erst einmal in einem Probelauf testen und wenn, was ja sehr erfreulich wäre, beim ersten Mal sehr viel mehr Teilnehmer erscheinen als gedacht, ist immer noch Zeit, eine zweite Gruppe einzurichten. Wichtig ist es, sich beim ersten Treffen sowohl auf sehr wenige als auch auf sehr viele Besucher einzurichten. Natürlich hängt die endgültige Größe der Gruppe sehr davon ab, was man damit bezweckt, welches Konzept und welche Ziele man verfolgt, welche räumlichen Möglichkeiten man hat und wie viel man sich zutraut. Denn die Führung einer kleineren, festen Gruppe von fünf bis acht Leuten erfordert andere Voraussetzungen, als die einer Großgruppe mit dreimal so vielen Menschen.

Plant man eine Kleingruppe, sollte die allgemeine Einladung zugunsten der »Einzelwerbung« bei den potenziellen Teilnehmern entfallen. In diesen Gesprächen erfährt man meistens noch einige Kleinigkeiten, die man dann in den Verlauf einbauen kann oder auf die man gezielt achtet. Auch kann man dann eher die Größe der tatsächlichen Gruppe einschätzen, als wenn man sich bei einer allgemeinen Einladung von der Teilnehmerzahl überraschen lassen muss.

6.2.2 Die Kleingruppe

Eine Kleingruppe ist idealer, um Spiele anzubieten wie Karten- und Brettspiele oder einen Lesezirkel. Sie ist immer sehr effektiv für die Kommunikation, weil man viel direkter auf die Menschen eingehen kann, sie sich in kleinerem Rahmen auch leichter äußern trauen, kurz die Intimität viele Vorteile bietet. Außerdem entwickelt sich schnell eine »feste« Gruppe, während bei größeren Gruppen die relative Anonymität eher eine offene Gruppe mit wechselnden Teilnehmern entstehen lässt, was bei der Planung des Konzepts bereits berücksichtigt werden muss.

Man kann in der Kleingruppe Handicaps sicherer ausgleichen, Schwerhörigkeit ist einfacher zu kompensieren, und damit nicht mehr so ausschließend, die Teilnehmer lernen sich schneller kennen und das »Wir-Gefühl« stellt sich meist schon nach wenigen Gruppentreffen ein. Themen können wirklich passgenau auf die Teilnehmer zugeschnitten werden und man kann auch sehr biografiebezogen arbeiten. Der wesentliche Nachteil ist, dass lediglich ein kleiner Teil der Bewohner in den Genuss kommt, individuell zur Kommunikation angeregt zu werden. Kleingruppen brauchen spezifisch sehr viel mehr Personal als eine größere Gruppe.

6.2.3 Die größere Gruppe

Tatsächlich haben aber größere Gruppen auch ihre Vorteile: So bieten sie dem Einzelnen die Möglichkeit, erst einmal in der »Masse« eine Rückzugsmöglichkeit zu finden. Die relative Anonymität tut eher schüchternen Naturen gut, die es erst wieder lernen müssen, in der Gruppe zu agieren. Man kann, muss sich jedoch nicht äußern. Die Wahrscheinlichkeit, angesprochen zu werden, ist geringer. Man braucht keine Angst zu haben, gleich reagieren zu müssen, was für einige auch ein Aspekt ist, sich nicht auf Gruppen einzulassen.

Der Einstieg in die Kommunikation kann schrittweise erfolgen, je nach Einschätzung der eigenen Fähigkeiten gesteigert werden, die Hilfsmöglichkeiten der Gruppenleiterin sind vielseitiger, die Anregung durch die Nachbarinnen größer. Die Vielfältigkeit einer größeren Gruppe macht sie attraktiver mit Blick auf die unterschiedlichen Lebenshintergründe. Die Teilnehmer können insgesamt aus einem viel größeren Reservoir an Erinnerungen und Wissen schöpfen als bei einer Kleingruppe, sodass Langeweile oder Wiederholungen weitgehend vermieden werden.

Als unser Damentreff neu installiert wurde, stellte sich sehr schnell heraus, dass es deutlich mehr Damen waren, die sich auf aktive Unterhaltung freuten, als am Anfang angenommen. Offensichtlich hatten wir die Bedarfsgröße unterschätzt bzw. traf das Angebot auf eine große Akzeptanz. So musste das anfänglich für eine ca. zehnköpfige Gruppe geplante Konzept auf die tatsächliche Größe von durchschnittlich 27 Damen zugeschnitten werden. Zum Glück gab es eine passende Räumlichkeit und so sprach nichts dagegen, das Konzept der Gruppe anzupassen und diese nicht zu verkleinern.

Anhand der Voranalyse der Haussituation sollte man erst einmal überschlagen, mit wie vielen Bewohnern man wohl rechnen kann und dann ein geeignetes Konzept darauf aufbauen. Die Inhalte müssen dem Konzept untergeordnet werden. Zusammenfassend kann man sagen, dass jede Gruppengröße bis etwa 25 Teilnehmer möglich ist, um Kommunikation zu üben und Spaß daran zu haben, wenn Konzept und Inhalt stimmen. Einfacher handhabbar und individueller zu gestalten sind Kleingruppen von sechs bis zehn Teilnehmern; unberechenbarer, anstrengender, aber auch überraschender und teilweise interessanter können sich Großgruppen entwickeln.

6.3 Wo soll die Gruppe stattfinden?

Zum »Setting«, also den Rahmenbedingungen zur Durchführung einer Gruppe, gehört in erster Linie neben dem »Wer« auch das »Wo«. Man hat vielleicht eine bestimmte Zahl an Menschen ausgemacht, die kommen könnten, sich bereits Konzepte überlegt – aber dann gibt es noch die real vorhandenen Möglichkeiten an Räumlichkeiten und Personal. Dazwischen können ganze Abgründe klaffen!

Wie schon erwähnt, kommen normalerweise nicht alle Bewohner, die eingeladen wurden. Aber auch wenn man mit etwa zwei Drittel rechnet, kann das immer noch deutlich mehr sein, als unterzubringen ist. Das Platzangebot muss so gestaltet sein, dass die alten Herrschaften gut mit ihren Gehhilfen zu ihren Plätzen kommen können, für diese Stellplatz vorhanden und auch ein plötzlich nötiger Gang zur Toilette möglich ist, ohne über Gehhilfen oder andere Hindernisse zu stolpern.

Für Rollstuhlfahrer ist ebenfalls ausreichend Platz vorzusehen und zwar so, dass sie nicht störend in den Raum ragen, wenn andere hinter ihnen vorbei wollen. Gut für sie geeignet sind meistens Plätze an Schmalseiten der Tische, die in Türnähe liegen. Die Gruppenleiterin sollte an diese Plätze vorsorglich keine Stühle stellen. Bleiben sie leer, können Stühle nachgestellt werden.

Um peinliche Überraschungen bei großem Andrang zu vermeiden, sollte man anfangs also lieber zuerst mit einem größeren Raum planen und später eventuell in kleinere, gemütlichere Räume umziehen.

6.3.1 Die Räumlichkeit

Der Raum ist eine wichtige Voraussetzung für das Gelingen einer Gruppe. Denn so wie das Bedürfnis nach einem sicheren Wohnplatz zu den elementarsten gehört, so beeinflusst auch das Raumklima die Wohlfühlsituation ganz entscheidend. Nicht immer steht im Haus ein absolut optimaler Platz für eine Gruppe zur Verfügung. Man muss auch bereit sein, zu improvisieren, also zum Beispiel einen Teil des Speisesaals umgruppieren oder Tische im Bastelraum zu verrücken.

Die Möglichkeit, die Gruppe auf einer Station zu halten, ist nur im Notfall zu realisieren. Einmal entfällt das »Flair« eines besonderen Raumes für eine besondere Situation, man ist mit dem Dekorieren sehr eingeschränkt und die Störung durch zufällig kommende oder vorbeigehende Menschen ist sehr hoch. Lässt es sich nicht umgehen, die Gruppenstunde auf Station durchzuführen, gilt es, einige zusätzliche Maßnahmen zu treffen: Grundsätzlich sucht man eine Zeit, in der die Kolleginnen nicht unbedingt ständig hin- und herlaufen müssen. Außerdem kann man im Vorfeld Angehörige auch darum bitten, Besuche, wenn möglich, zu anderen Zeiten zu machen. Schließlich soll der Bewohner ja in den Genuss aller Angebote des Hauses kommen und sich auch seinem sicher ersehnten, lieben Besuch widmen können.

Wenn es der Platz zulässt, ist auch der Einsatz eines Wandschirms denkbar. Schnell aufzustellen und nach Gebrauch platzsparend wegzuräumen, vermittelt er den Eindruck einer »Privatsphäre« für die Gruppe. Zusätzlich kann man die Wand als Dekorationsebene für Bilder usw. benützen.

Einige wesentliche Faktoren müssen immer stimmen: Der Raum sollte hell und freundlich sein, im Winter ordentlich geheizt und im Sommer gut belüftet und gegen zu aufdringliche Sonnenstrahlen abgeschirmt. Ideal ist es auch, wenn man eine Tür schließen kann, um ungebetene Ablenkung von außen zu vermeiden und eine »Wir-Atmosphäre« aufzubauen.

Bei uns hing am betreffenden Tag immer ab dem frühen Morgen ein Hinweisschild an der noch offenen Tür des Begegnungsraumes, das für vergessliche Leute auf die kommende Gruppe und ihr Thema hinwies. Während des Treffens sorgte es außen an der geschlossenen Tür dafür, dass nicht ständig jemand hereinkam. Auch störende Geräuschpegel senkt man so auf ein Minimum herab.

6.3.2 Die technische Ausstattung

Gut erreichbare elektrische Anschlüsse sind von Vorteil, denn zur Unterstützung und Abwechslung ist der Einsatz eines CD-Players sehr hilfreich. Ausreichende Beleuchtung ist ebenfalls wichtig, weil man auch einmal gemeinsam etwas ansehen, Ratespiele schriftlich ausfüllen oder Bilder betrachten möchte. Was für jüngere Augen noch gut lesbar ist, bereitet alten oft wegen des mangelnden Lichts Probleme. Blendfrei eingerichtete Strahler oder etwas hellere Glühbirnen bringen hier Abhilfe. Manchmal findet sich auch eine Stehlampe für den Notfall.

Ob und welche Tische man braucht, ist wieder eine Frage der Inhalte und Ziele sowie der vorhandenen Möglichkeiten. Ist der Raum oder auch die Gruppe klein, bietet sich ein großer Tisch an, um den alle herumsitzen können. Man kann auch einen Tischblock aus zwei, drei oder vier Tischen zusammenstellen, je nach Bedarf. Ein Dreierblock reicht meist für zehn Teilnehmer. Bei größeren Gruppen ist es dann sinnvoller, ein Rechteck mit Raum in der Mitte zu stellen. Wenn man diesen Mittelraum auch noch durch einen kleinen Zugang begehbar macht, kann man zum Ausschenken von Kaffee oder für das Austeilen von Papieren problemloser die einzelnen Plätze und Teilnehmer erreichen.

Wichtig ist, dass sich alle Teilnehmer ansehen können und der Gruppenleiter für alle gut sicht- und hörbar ist. Deshalb sind Tischanordnungen, die über Eck gehen oder lange, schmale Tafeln eher ungeeignet. Wir haben auch ausprobiert, wie sich der Damentreff anlässt, wenn man, wie in Kaffees, einzelne Tische mit Stühlen gruppiert. Es bot sich nach einer vorher stattgefundenen Veranstaltung und dem Vorhandensein schön gedeckter Tische einfach an. Das Resultat war nicht besonders gut: Einmal konnten die Stühle, die mit dem Rücken zur Gruppenleiterin standen, nicht besetzt werden; zum anderen waren die letzten Tischchen einfach zu weit weg, um die Verständigung noch gut zu gestalten und es entwickelten sich zu viele Einzelgespräche, die schlecht in die allgemeine Diskussion integriert werden konnten.

Den Versuch, zur besseren Verständigung in einer großen Gruppe ein Mikrofon zu benutzen, haben wir ebenfalls schnell eingestellt. Die Damen hatten anfangs den Wunsch geäußert, das anstrengende Zuhören damit zu vereinfachen. Zwar ist das Mikrofon zum besseren Verständnis hilfreich – aber es fördert die Bequemlichkeit, auf Beiträge ohne Mikrofon nicht mehr so Acht zu geben und es wächst die Gefahr, dass die Kommunikation wieder sehr einseitig wird. Weil man das Mikrofon vor sich hat, ist man als Gruppenleiter versucht, noch öfter das Wort zu ergreifen, selbst zu reden, wo eigentlich die Gruppe gefragt wäre und damit veröden auch automatisch die Kommunikationsbeiträge der Teilnehmer. Außerdem leidet der eher informelle, intime Charakter eines Gesprächs sehr, wenn dieses über Mikrofon läuft. Das Weitergeben zum jeweiligen Sprecher ist sehr hinderlich und nicht jedem ist es gegeben, seine kleinen Kommentare ganz zwanglos in ein Mikrofon zu sprechen!

Also lieber einmal öfter darauf hinweisen, dass für alle die Verständigung leichter fällt, das Reden wie das Zuhören, wenn man Einzelgespräche einstellt, sobald jemand zur ganzen Gruppe spricht, und dass man am besten laut spricht und die Ohren spitzt. Bei Zusammenfassungen muss man dann immer daran denken, die eigene Lautstärke und Artikulation der Gruppengröße anpassen. Man wird in größeren Gruppen sowieso öfter einmal das Gesagte und Gehörte in Kurzform wiederholen, damit alle Teilnehmer wieder informiert sind, auch wenn einzelne Beiträge nicht genau verstanden wurden.

Seminare sind häufig so gestaltet, dass alle Teilnehmer einfach im Kreis sitzen, ohne Tische vor sich. Das mag für den Zweck des Lernens und für jüngere Menschen gut sein, aber gerade für ältere Leute ist es manchmal unangenehm. Sie mögen nicht so »offen« dasitzen, sondern wollen sich gemütlich an ihrem Platz einrichten und Tassen oder Gläser richtig abstellen. Großen Bewegungsfreiraum wie etwa für Gymnastik oder Sitztänze wird man bei Kommunikationsgruppen nicht sehr häufig brauchen, und wenn doch, lässt sich schnell improvisieren. Stehen nicht ausreichend Tische zur Verfügung, empfiehlt sich wenigstens ein hübsch dekorierter Tisch in der Mitte, der die Blicke konzentriert und für Atmosphäre sorgt.

6.4 Soll es etwas fürs leibliche Wohl geben?

Eine wichtige Vorüberlegung ist auch, ob und welche Bewirtung es geben soll und darf. Bei einem Glas Wein oder einer Tasse Kaffee plaudert es sich einfach entspannter! Wie umfangreich und vielseitig der Imbiss sein sollte, hängt einerseits von den Möglichkeiten und der Großzügigkeit des Hauses ab, andererseits vom allgemeinen Konzept.

6.4.1 Getränke

Bei unserem Damentreff gab es immer einen Kaffee oder Tee und etwas Kuchen als Auftakt, danach Mineralwasser. Im Allgemeinen lief das sehr gut, einmal erwies es sich aber als sehr störend, als eine Autorin zu einer Lesung mit anschließender Diskussion eingeladen war, und das Tassengeklapper zwar diskret, aber unüberhörbar immer wieder zu vernehmen war. Bei solchen Anlässen ist es wichtig, sich vorher mit der Küche abzusprechen und es eventuell bei Saft und Keksen bewenden zu lassen.

Der Mannerstammtisch wurde mit Wein, Brötchen und Limonade bewirtet, in anderen Gruppen gab es zumindest ein Glas Wasser oder Saft, in einer Morgen-Gruppe gehörte das traditionelle Ausschenken von Kombuchatee zum Ritual, oder das Verteilen von jahreszeitlichem, manchmal auch exotischem, Obst in kleinen Stückchen.

6.4.2 Speisen

Beim Männerstammtisch kommt Essen und Trinken den Erwartungen entgegen, denn ein Stammtisch findet ja meist im Lokal statt. Außerdem fällt es auch leichter, mit einem Glas in der Hand einen Beitrag zum Gespräch zu leisten. Es gab bei unserem Stammtisch keine große Auswahl an Getränken, wer es jedoch ausdrücklich wünschte, konnte auch ein alkoholfreies Bier haben. Ansonsten bot die Küche meist einen leichten Weißwein, ein Wein-Wassergemisch oder ein »Radlermaß« an. Dazu standen Schnittchen, belegte Brötchen oder Schälchen mit Salzgebäck auf dem Tisch. Während des Karnevals oder der Kirchweih wurde auch manchmal mit Weißwürsten und Brezeln geschlemmt. In dieser Gruppe waren meist nur fünf bis zehn Teilnehmer, sodass man auf die Wünsche und Vorlieben noch gut eingehen konnte. Auch eine Weinprobe im Herbst stand schon auf dem Programm. Es ist bei dieser Größe möglich, auch einmal einen Ausflug in einen Biergarten zu planen oder die Gruppe nach draußen zu verlegen und bewusst eine »Biergartenatmosphäre« zu schaffen.

Die Lesegruppe könnte auch einmal mit zur Lektüre passenden »Snacks« überrascht werden. So kamen die Gänseschmalzbrote, in handliche Stückchen geschnitten, sehr gut an, als ein Buch über deutsches Dorfleben im letzten Jahrhundert gelesen wurde. Für ein Buch, das in Paris spielte, waren Croissants die geeignete Begleitung.

6.4.3 Die Vorteile einer Bewirtung

Der Vorteil einer Bewirtung ist die Auflockerung, das Einstimmen auf das Miteinander. Auch kann das Tischdecken und Austeilen als Teil des Konzepts zur aktiven Teilnahme und zur Kommunikation genutzt werden. Zusätzlich sorgt das Kaffeetrinken für einen gewissen Zeit-Puffer. Nachzügler können so noch gut integriert werden, während der Gespräche stören sie die Konzentration. Wir hatten anfangs öfter das Problem mit »Zuspätkommern« und einigten uns nach einiger Zeit zur allgemeinen Zufriedenheit darauf, dass nur innerhalb der ersten Viertelstunde nach Beginn noch Kaffee und Kuchen gereicht wurde. Über später Kommende freuten wir uns als Bereicherung der Diskussionsrunde, aber es gab kein Gedeck mehr und man musste mit den »Katzenstühlchen«, den Reservestühlen am Rand, vorlieb nehmen.

Weil gerade ältere Menschen häufig viel zu wenig trinken, bietet sich in der Gruppe eine gute Gelegenheit, den Flüssigkeitshaushalt aufzufüllen. Wenigstens ein Mineralwasser oder einen Tee sollte es in jedem Fall geben. In psychosozialer Hinsicht hat das Trinken ebenfalls Vorteile: Wer sich etwas zurückziehen oder auch seine Unsicherheit kompensieren möchte, tut das gern mit einem Schluck aus dem Glas oder der Tasse. Bei einer Lesegruppe sorgen eine »Trinkpause« und das Nachschenken während der Stunde dafür, dass sich das Gehörte etwas setzt und festigt. Man kann die Minuten nutzen, um sich über den Text, die Personen oder eigene Erinnerungen auszutauschen.

6.4.4 Die gemeinsame Zubereitung

Viele Möglichkeiten zur aktiven sozialen Beteiligung eröffnen sich, wenn man die Gruppe als Anlass nimmt, gemeinsam etwas zu essen vorzubereiten. Für Sozialbetreuerinnen oder Altenpflegerinnen in einem Heim kann das bereits gut unter Beschäftigung dokumentiert werden. Manchmal bietet sich so auch die Gelegenheit, noch nicht teilnehmende Bewohner für die Gruppe zu erwärmen.

Bei einer unserer Gruppen stellte sich sehr zum Erstaunen der beteiligten Damen heraus, dass der einzige Herr virtuos mit dem Kochlöffel, respektive dem Mixer, hantierte. Er konnte auch aus der Erinnerung heraus Backrezepte rezitieren. Die absolute Bewunderung der Damen errang er durch das Backen eines gedeckten Apfelkuchens und dem Hinweis darauf, dass er seiner verstorbenen Frau jede Woche einen anderen Kuchen gebacken hatte, weil sie den so gern aß, selbst jedoch nicht gut backen konnte.

Dass es beim Backen und Vorbereiten immer zu Kommunikation und viel Spaß kommen kann, versteht sich von selbst. Manchmal war der Spaß nicht geplant, wie in dem Fall, als der sehr üppig auflaufende Blechkuchen im Backofen auf den Boden tropfte und der Rauch ausreichte, um die hauseigene Feuermeldeanlage in Gang zu setzen. Das sorgte auch bei Nicht-Gruppenmitgliedern für anhaltende Kommunikation!

> Dass bei Back- und Kochaktionen alle Hygiene- und Sicherheitsvorschriften eingehalten werden müssen, ist selbstverständlich. Man darf nicht vergessen, dass es in den meisten Häusern Vorschrift ist, von allen zubereiteten Speisen eine mit Datum beschriftete Stellprobe im Gefrierschrank der Küche zu lagern. Am besten erkundigt man sich dazu vorher bei der Küchenleitung.

6.4.5 Spezielle Ernährungsvorschriften

Bei allen Aspekten der Bewirtung muss man daran denken, dass einzelne Teilnehmer sich wegen Diabetes oder anderer Krankheiten strikt an eine Diät halten sollten. Für diese Gäste kümmert man sich bei der Küche um speziellen Kuchen oder man sieht einige Kekse vor und vergisst auch nicht den Süßstoff für den Kaffee. Wichtig ist es, zu wissen, ob Hilfen wie Strohhalme oder Schnabeltassen gebraucht werden. Auch auf Alkoholiker muss geachtet werden. Sie sollten keinesfalls mit einem Glas Wein in Versuchung geführt werden. Solche biografischen Hintergründe müssen der Gruppenleiterin möglichst schon im Vorfeld bekannt sein. Falls es Kaffee gibt, wird man sich spätestens nach den ersten, besorgten Fragen darum kümmern, dass es ein koffeinfreier ist!

6.5 Wie soll die Gruppe heißen und welche Inhalte und Themen sind geeignet?

Nachdem man weiß, welche Bewohner als Gruppenteilnehmer in Frage kommen, kann man daran gehen, die Inhalte zu konkretisieren und die Gruppe zu »taufen«.

6.5.1 Der Name

Damit sich die zukünftigen Teilnehmer etwas unter der Gruppe vorstellen können, ist ein zugkräftiger Name notwendig. Er muss auch für Außenstehende und Angehörige verständlich sein, man möchte ja Neuankömmlinge gern zu einer Probeteilnahme verführen und möglichen Teilnehmern die Gruppe schmackhaft machen. Möglichst plastisch sollte da schon der Inhalt durchscheinen. Dabei muss man die Altersgruppe im Auge behalten: Namen, die Jugendlichen vielleicht nicht einmal vom Wortsinn her etwas sagen, haben für Ältere einen hübschen Beiklang an frühere Zeiten, wecken Erinnerungen, sind klar umrissene Begriffe.

So kennen junge Mädchen heute wohl kaum noch den Ausdruck »Kränzchen«, alte Damen verbinden damit rege Erinnerungen und Assoziationen. Vorsicht ist geboten bei Anglizismen, doppeldeutig besetzten Namen und »Kindergartenkram«. Namen wie »Lesezirkel« oder »Buchklub« deuten auf die Inhalte, ebenso »Damentreff« und »Männerstammtisch« oder auch »Gedächtnisrunde« und »Mittwochskränzchen«.

Namen sind durchaus geschlechtsspezifisch einsetzbar: Die Zielgruppe soll sich ja angesprochen fühlen. Bei Trennung in Damen- und Herrengruppen ist es viel einfacher, passende Namen und später auch Inhalte zu finden. Der Name »Damentreff« wurde übrigens von den Teilnehmerinnen einer Gruppe selber geprägt, nachdem der von mir vorgeschlagene Name »Ladys Club« als zu fremdartig eingestuft worden war.

6.5.2 Die Inhalte

Welche Inhalte und Themen für die Gruppe gewählt werden, hängt von der Zielgruppe ab. Der Inhalt sollte sich an den Interessen und Möglichkeiten der Teilnehmer und (!) der Gruppenleitung orientieren. Es sind reine Diskussionsgruppen möglich, deren Inhalte dann sehr unterschiedlich sein können, oder Gruppen, in denen sowohl diskutiert als auch gespielt und gesungen werden soll. Gruppen, in denen man sich gezielt über Bücher und Autoren unterhält oder solche, in denen vor allem gespielt wird. Möglich sind auch Gruppen, deren Ziel neben der Kommunikation vor allem das Gedächtnistraining ist oder solche, die ein Publikum ansprechen, das sich sowohl aus Altenheim- als auch aus Pflegeheimbewohnern zusammensetzt und neben der Kommunikation auch die körperliche Aktivierung im Sinn hat. Die gewählte Richtung bestimmt dann den Namen, Inhalte und aktuelle Themen.

6.5.2.1 Das Thema des Tages

Wichtig schien es für manche Teilnehmer zu sein, das jeweilige Thema des Tages zu kennen. Ich wurde nach einiger Zeit gebeten, doch am Tag vorher bzw. in den Tagesaushängen vor dem Speisesaal auch das Thema des jeweiligen Damentreffs anzugeben. Man »könne sich dann besser darauf einstellen«. Natürlich hieß das im Klartext auch: Ich schaue erst mal, ob mich das überhaupt interessiert oder ob ich mich da nicht schon überfordert fühle.

Für einige Teilnehmerinnen war es Anlass, etwas zum Thema mitzubringen, wie etwa die kostbare Porzellanpuppe aus der eigenen Sammlung beim Thema »Spielen« oder auch ein Naturheilmedikament aus Beinwell zum Thema »Gottes Apotheke aus der Natur«. Sehr viel Spaß machten auch die 80 Jahre alten Ratgeber einer Teilnehmerin zu allen möglichen Haushalts- und Kosmetikproblemen, die sie beim Thema »Was die Großmama noch wusste« vorlas. Wobei wir auch gleich feststellten, wie schwierig es für Jüngere heute ist, alte deutsche Druckschrift auf Anhieb flüssig zu lesen. In jedem Fall ist es eine Bereicherung, wenn Teilnehmer selber etwas beisteuern, hängen doch gleich persönliche Geschichten daran, die Grund für eine allgemeine Unterhaltung geben können.

Es empfiehlt sich, den Titel des Themas etwas mehrdeutig oder offen zu halten, sodass es nicht zu sehr einengt und auch neugierig macht auf die Gruppenstunde. So hieß der Titel zur Farbe blau sehr geheimnisvoll: »Haben Sie heute schon Ihr blaues Wunder erlebt?«, oder zum Thema Haut: »Lassen Sie sich berühren?!« Bei der Ankündigung: »Wir werden handgreiflich!«, ging es um die Hand und die vielen daran anknüpfenden Diskussionsthemen wie Handlesen, Reflexzonenmassage, Chirologie, Gestik und vieles mehr. Wenn der Titel lautet: »Ich hab Dich zum Fressen gern«, kann man sich sowohl dem geliebten Haustier zuwenden als auch dem Tier als Teil der Nahrungskette.

Beim Männerstammtisch erwies es sich als nicht unbedingt nötig, jedes Mal ein gesondertes Thema anzukündigen. Wir haben die Erfahrung gemacht, dass der immer ähnliche Ablauf mit einem integrierten, aktuellen Thema viel eher gewünscht wurde. Kleine, eingebaute Spiele wurden je nach Tagesform der aus Pflege- und Altenheim gemischten Teilnehmer akzeptiert und ausgebaut oder auch weggelassen. So waren Olympische Spiele oder Fußballereignisse, Wahlen oder Katastrophen Anlass für Diskussionen und Gespräche. Was jedoch die Gruppenleitung keineswegs dazu verführen sollte, die Vorbereitung schleifen zu lassen oder zu hoffen, dass bei der Zeitungslektüre schon etwas Interessantes dabei sein wird!

Die Gruppenleiterin sollte gezielt Artikel heraussuchen, zu denen ein vorbereitetes Thema passt. Wie tiefgründig dann darüber gesprochen wird, ist von der aktuellen Befindlichkeit der Teilnehmer abhängig, am Besten hat man ein oder zwei Ausweichthemen im Gepäck, um problemlos zu einem ergiebigeren Feld wechseln zu können. Bei geeigneten Teilnehmern spricht nichts dagegen, dass auch hier bestimmte Themenbereiche angekündigt werden, das kommt auf den Verlauf der Gruppe und die Vorlieben der »Stammtischbrüder« an.

6.5.2.2 Die Vorbereitung

Man muss einiges ausprobieren, denn nicht jede Gruppe mag dasselbe wie eine andere. Die Zusammensetzung und mitgebrachten Erfahrungen sind maßgebend für die jeweilige Gruppe. Es hängt auch sehr viel von den Fähigkeiten des Gruppenleiters ab, die Teilnehmer zu motivieren oder notfalls auch zu unterhalten. Denn es wäre zu optimistisch zu erwarten, dass man nach einiger Übung in Konkurrenz zu Fernsehdiskussionsrunden treten könnte! Das ist auch nicht Ziel der Sache: Jeder Teilnehmer soll da abgeholt werden, wo er steht, und für jeden sieht der nächste Schritt nach vorn anders aus.

Die Bemühung um ein möglichst lebhaftes Gespräch ist wahrscheinlich immer da, aber manchmal spürt man einfach, dass es nicht so recht läuft oder dass das Thema nicht so ergiebig ist, wie man eigentlich gehofft hatte. Für diese Fälle braucht man den »Plan B« in der Schublade, das heißt einen Vorrat an themenorientierten Gedichten, kleinen Geschichten oder Anekdoten. Oft hilft auch ein Lied, ein Sitztanz oder ein Witz über den toten Punkt weg. Jedenfalls sollte man immer vorbereitet sein, kurzfristig, schlimmstenfalls auch einmal länger, zum »Alleinunterhalter« werden zu müssen. Musikeinlagen in Form von Liedern zum Mitsingen oder ein schwungvoller Marsch zum Mitklatschen helfen in vielen Fällen, danach kann es mit einem neuen Anlauf weitergehen. Oder man liest Auszüge aus passenden Geschichten vor, an deren Inhalt man dann anknüpfen kann zum weiteren Gespräch. Aber man braucht sich auch nicht zu scheuen, den – gut vorbereiteten – Schluss einmal vorzuziehen, wenn man den Eindruck hat, es wäre wohl noch Zeit übrig, aber nichts Interessantes mehr zu sagen.

Mit der Zeit entwickelt man ein Gespür dafür, wie viel intellektuellen Tiefgang man seiner Gruppe zumuten darf oder muss. Die Themeninhalte sollten zwar eine breite und vielfältige Unterhaltung zulassen, müssen aber so gewählt werden, dass Vertiefungen auch möglich sind, die man mit eigenen Erfahrungen, Erlebnissen oder Meinungen auffüllen kann. Ein zu seichtes Thema »verträpfelt« im wörtlichen Sinne, bis man kaum mehr ganze Sätze hört. Aufgabe der Gruppenleiterin ist es, die möglichen Tiefen oder Widersprüche und Richtungen klar sichtbar zu machen, damit die Teilnehmerinnen dann etwas dazu sagen können – nicht die Gruppenleiterin.

»Wasser« ist ein Thema, bei dem es viele Richtungen gibt, ob als Lebensmittel, als Wohnort für verschiedene Lebensformen in der Natur, als Produkt in der Wirtschaft oder als Medium fürs Schwimmen. Wohin das Gespräch sich bewegt, kann man ein wenig lenken, man sollte aber für einige Möglichkeiten vorsorgen und Material zur Verfügung haben: in Form von Hintergrundinformationen, Fragen oder auch Anschauungsmaterial. Ob das immer zum Einsatz kommt, muss man der Entwicklung der Gruppenstunde überlassen. Wichtig ist es, im Fall des Falles einen entscheidenden Punkt zur Fortführung oder Vertiefung beisteuern zu können. Hat man einiges an vorbereitetem Material übrig, kann man das durchaus für eine Fortsetzung beim nächsten Mal verwenden.

Beim Thema: »Na, hör mal!«, wurden wir einfach an einem Nachmittag nicht fertig, es ergaben sich aus einigen wenigen Punkten intensive und längere Gespräche. Und so schloss sich an die erste Gruppenstunde mit Schwerpunkt Funktion und individuelle Eigenheiten des Ohres bei Mensch und Tier eine weitere Einheit an. In der ging es dann vor allem um Lärm und Toleranz gegenüber demselben sowie um Hörversuche mit Tierstimmen und unterschiedlichste Geräusche.

Jahreszeitliche Anlässe als Inhalt sind natürlich verführerisch: Sie bieten sich geradezu an, die Dekoration ist auch schnell gefunden und alle Medien überschlagen sich in der Berichterstattung dazu. Das ist jedoch gleichzeitig der entscheidende Nachteil, denn damit ist das Thema oft schon ausgereizt, schlägt ins Banale um, es findet sich kein richtiger Ansatzpunkt zur Diskussion. Man muss versuchen, einzelne Bereiche des jahreszeitlichen Themas etwas näher, am besten unter einem neuen Gesichtspunkt, zu beleuchten. Also nicht generell »Weihnachten«, sondern vielleicht einmal ein gezieltes Gespräch über die Kultur des Schenkens. Gesprächsthema könnte sein, wie die Älteren Geschenke heute empfinden, unter welchen Umständen ein Geschenk überhaupt Freude macht, wie in anderen Völkern und anderen Zeiten damit umgegangen wurde, inwieweit das Wünschen zum Schenken gehört.

Es gibt viele Möglichkeiten, bekannte Themen in Unterpunkte zu zerlegen und dann neue Richtungen zu finden. Auch aktuelle Anlässe geben brauchbare Gesprächsinhalte her, wenn man nicht zu sehr beim Allgemeinen hängenbleibt, sondern die Richtung bereits durch die Einleitung oder gezielte, eingestreute »Spots« in etwas speziellere Bahnen lenkt. So kann eine große Kirchweih oder ein Schützenfest in der Gemeinde durchaus zum Thema werden, da können Erinnerungen ausgekramt und in Jahrmarktserlebnissen geschwelgt werden.

Ideal ist es natürlich, wenn alle Sinne angesprochen werden und der Diskussion ein bisschen nachgeholfen wird, etwa mit dem Geruch und dem Geschmack von gebrannten Mandeln oder einer großen Brezel, wenn Musik aus dem Festzelt ertönt und man sich eine Tracht ansehen kann. Möglich wäre es aber auch, den Anlass zu nehmen, um über Alkohol zu sprechen, die Ausweitung des Missbrauchs in immer jugendlicherem Alter. Zeitungsartikel dazu gibt es fast immer. Es ließe sich nach dem Bekanntheitsgrad der Anonymen Alkoholiker ebenso fragen wie nach den Auswirkungen von Alkoholmissbrauch auf die Familie, die soziale Stellung und die Gesundheit. Ausgehend vom Kirchweih- oder Schützenfestbier kann man ein alphabetisches Quiz über Getränke starten, ein Gruppenspiel machen mit Fragen zu allem, was auf einer Kirchweih/einem Schützenfest zu sehen ist und man kann einen Sitztanz zur Illustration des Kirchweihtanzes einschieben. Es gibt ungezählte Möglichkeiten, Schwerpunkte zu setzen oder zu weiteren Gesprächspunkten überzuleiten.

Nötig ist es in jedem Fall, sich vorher genügend Richtungen zu überlegen, Material zu sammeln und Schlüsselfragen zu formulieren. Das ist vor allem am Anfang eine gute Möglichkeit, um den Inhalt der Gruppenstunde zu strukturieren und Einfluss auf den Gesprächsverlauf zu nehmen. Die Fragen sollten so beschaffen sein, dass sie nicht mit einem kurzen Ja oder Nein beantwortet werden können, sondern dass dabei möglichst viele, neue Begriffe zu hören sind und dass alle Teilnehmer etwas aus ihrem Erfahrungsschatz beisteuern können. Also beim Thema Kirchweih/Schützenfest etwa: »Wer schon einmal auf einem Rummelplatz anlässlich einer Kirchweih oder eines Schützenfestes war, weiß, dass man überall etwas sehen, riechen und hören kann. Was ist für Sie besonders charakteristisch für eine Kirchweih/ein Schützenfest? Was sehen, hören oder riechen Sie in der Erinnerung?« Sehr beliebt sind meiner Erfahrung nach gelegentlich eingestreute, sachliche, aber etwas bizarre Hintergrundinformationen zur Schlüsselfrage. An diesen kann sich die vielleicht etwas eingeschlafene Diskussionsfreude wieder entzünden – mit Bemerkungen des Erstaunens oder sie sind Ankerpunkt zum Anknüpfen gegenteiliger Erfahrungen und eigener Meinung.

Beim Thema Kirchweih/Schützenfest wäre eine solche Information der Hinweis darauf, dass einige der Schausteller durchaus millionenschwere Fahrgeschäfte verwalten, ihre Umsätze sich mit denen klein- bis mittelständischer Firmen messen können. Passend wäre es dann, aktuelle Fahrpreise eines Karussells mit denen vor 50 Jahren zu vergleichen, zu überlegen, woran die Steigerungen liegen könnten, wie sich die »Attraktionen« und auch die Erwartungen der Besucher eines Jahrmarktes geändert haben usw.

Wenn man sich die Schlüsselfragen, vor allem am Anfang, auch schriftlich notiert, kann man sich im Verlauf der Gruppenstunde daran »entlang hangeln«, Gesprächspausen sind nicht mehr die gefürchteten Einbrüche, sondern Gelegenheiten, eine neue Richtung anzusteuern.

7 Wie können die geistigen Fähigkeiten zur besseren Kommunikation gefördert werden?

In unseren Gruppen sollen neben der Unterhaltung selbst auch die grundlegenden Fähigkeiten zur Kommunikation der Teilnehmer gefördert werden, also die Voraussetzungen, um sich gut mitteilen zu können und zu verstehen, was andere meinen. Wie schon anfangs erwähnt, besteht Kommunikation immer aus dem Aufnehmen, richtigen Einordnen und reagierenden Senden von Informationen. Jeder dieser Vorgänge erfordert bestimmte Fähigkeiten, die man üben kann – auch als älterer Mensch.

7.1 Wachsamkeit und Aufmerksamkeit

Die Basis für eine gute Informationsaufnahme und -verarbeitung ist die allgemeine Wachsamkeit und Aufmerksamkeit. Zwischen diesen Faktoren und der gefühlsmäßigen Beteiligung besteht ein sehr enger Zusammenhang. Es gibt im Hirn eine Schaltstelle, die empfangene Informationen mit gleichzeitig empfundenen Emotionen verknüpft. Das ist das limbische System, ein entwicklungsgeschichtlich gesehen relativ alter Hirnteil.

In grauer Vorzeit hatte das automatische Verknüpfen den Vorteil, dass der Mensch, ohne genaue Zusammenhänge kennen zu müssen, in brenzligen Situationen schnell handeln konnte, egal, ob eher das Kämpfen und Erjagen oder das Weglaufen angezeigt war. Das Verknüpfen geschieht unbewusst, es handelt sich sozusagen um eine »Begutachtung im Vorzimmer des Chefs«. Mit dem angehängten »Gefühlsetikett« wird die neue Information zur Bearbeitung an Hirnrinde und andere Zentren weitergeleitet und erst danach bewusst wahrgenommen und abgespeichert.

Viel Emotionalität, besonders positive, bewirkt eine große Aufmerksamkeit in den »höheren Büros« des menschlichen Gehirns, wenig Emotionalität dagegen führt zu einer Ablage der Information ohne hohe Priorität. Der Neuankömmling im Hirn erfährt wenig Beachtung und sinkt schneller ins Vergessen. Die Verknüpfung mit bekannten Fakten wird eher zögernd und nachlässig gehandhabt, wogegen diese, wie auch das spätere Abrufen von Informationen, schneller und sicherer vonstatten geht, wenn damit stärkere, emotionale Eindrücke verbunden sind.

Das Wissen um solche Zusammenhänge ist schon alt: Geschichten von mittelalterlichen Landbesitzern, die neuen Knechten jeweils an ihren Landesgrenzen zur besseren Einprägung derselben eine ordentliche Ohrfeige verabreichten, zeigen das. Mit dem erfahrenen Schrecken sollte sich der arme Knecht unlösbar an die Begleitumstände und -orte erinnern. Noch besser ist jedoch die positive Einprägung, weil der Mensch dazu neigt, sich gute Erinnerungen – wie ein Eichhörnchen seinen Wintervorrat – für »schlechte Zeiten« leicht auffindbar aufzubewahren.

Wenn ich durch Schmecken, Fühlen und Riechen erfahre, welche besonderen und angenehmen Empfindungen süßes, kühles Eis hervorruft, kann ich besser eine Vorstellung damit verbinden. Über den unmittelbaren Eindruck werden die früher getätigten Verknüpfungen zu verwandten Bildern und Situationen abgerufen. Dann tauchen gleich mehrere damit zusammenhängende Begriffe auf, wie z. B.: sehr heiße Sommerferien mit Eis im Planschbecken, das besondere »Steckerl-Eis« im Schwimmbad, Rendezvous mit Eistüte, der Eisbecher in der exklusiven Eisdiele, Spaziergänge mit dem Opa zum Eiskiosk.

Bei hoher Aufmerksamkeit, die durch Gefühle gefördert wird, arbeiten also die die Verbindung herstellenden Nervenzellen, die »Hirn-Büros«, auf Hochtouren, der Begriff wird mit anderen besser verbunden und ist schneller und facettenreicher präsent. Die Lernpsychologie weiß schon lange, dass das Denken besser geht, wenn man in positiver oder angeregter Stimmung ist. Nicht nur Fakten werden dann besser im Gedächtnis gespeichert, sondern auch die Nutzung der bereits vorhandenen Vernetzungen ist effektiver, als im Zustand der Langeweile oder gar des Ärgers oder bei Stress. Deshalb ist es so wichtig, für möglichst viele sinnliche und plastische Eindrücke bei den Teilnehmern zu sorgen, emotionale Anteilnahme am Thema zu wecken und ihre Neugierde durch altersgerechte, wenn möglich, biografiebezogene Themen und anschauliche Wörter wach zu halten.

Viel Gelächter und Gänsehaut gab es zum Beispiel, als beim Thema Essen die Vor- und Nachteile beim Einbeziehen fremder Esskulturen in die eigene Nahrungszubereitung diskutiert wurde. Gerade in einem Altersheim, in dem man sich meist dem Gemeinschaftsessen anschließt und nicht mehr selber kocht, ist Essen immer ein interessantes Thema. Die Teilnehmerinnen kommen aus unterschiedlichen Gegenden, haben ihr Leben lang selbst gekocht und jede hat eine Meinung zum »Heimessen«. Die kleinen oder auch größeren Unterschiede regionaler Kochkunst können da bereits für lang anhaltende Debatten sorgen. Was sich jedoch relativiert, wenn man auf einer Platte, dekoriert mit Petersilie und Karottenscheibchen, die lebensgroße Abbildung einer gebratenen Vogelspinne oder gedämpfter Riesenschaben vorgesetzt bekommt, und als »Häppchen« dazu zum Verkosten eine geröstete Heuschrecke auf einem Kräcker, appetitlich an Frischkäse drapiert. Solche speziellen, kulinarischen Besonderheiten gibt es in vielen Großstädten in Delikatesgeschäften zu kaufen, manchmal auch zu bestellen. Der Eindruck ist sehr dauerhaft, besonders, wenn sich einige wenige Damen doch trauen, zu zubeißen. Sie können dann aus erster Hand Geschmacksvergleiche verbalisieren. Man kann Vorgaben machen wie: Die Konsistenz lässt an cremigknackige Wahlnüsse denken, das Aroma an milde, ungesalzene Kürbiskerne … Die Diskussionen über Sinn und Zweck von uns nicht sofort ansprechender Ernährung erhält Schwung, die Bereitschaft, über den Gehalt von Eiweiß und Vitaminen in Fisch oder Raupen nach zu denken ist höher! Und am Ende vielleicht auch die Toleranz gegenüber den Essgewohnheiten ausländischer Mitbürger und anfangs ungewohnter Kost im neuen Zuhause »Altersheim«.

Beinahe automatisch erhöht sich die Aufmerksamkeit und Wachsamkeit auch, wenn man Dinge präsentiert, die nicht auf den ersten Blick im gewohnten Kontext einzuordnen sind, sondern aus dem Rahmen des »Normalen« fallen. So etwas kann zum Beispiel eine Auswahl von Stielkämmen in Verbindung mit Zweigen in einer Vase sein, eine Eisenbahn mitten auf dem gedeckten Tisch, oder ein mit Watte ausgestopfter Handschuh, der ein Glas umfasst. Die Aufmerksamkeit wird noch intensiver, wenn starke Gefühle angesprochen werden wie etwa Ekel, Mitleid, Liebe oder Angst. Der Agavenwurm im durchsichtigen Lutscher, die gebratenen Heuschrecken oder die Schneckenpastete sind wohl nicht immer leicht zu besorgen, haben aber nachhaltige Wirkung auf die Aufmerksamkeit, und manchmal reichen ja auch Bilder davon. Diese bekommt man ziemlich leicht aus Magazinen, die Fotoreportagen bringen (Geo, Stern, PM …) oder dem Internet (www.wikipedia.de, www.geo.de) oder über die gängigen Suchmaschinen wie z. B. Google.

Um gesteigerte Aufmerksamkeit für das aktuelle Thema und damit eine gute Nutzung der Verknüpfungen im neuronalen Netz zu erreichen, sollte man also Reizworte gezielt mit anschaulichen, emotionalen Wörtern verbinden und wenn möglich mit anderen sinnlichen Eindrücken koppeln. Sie erhalten damit hohe Priorität beim Suchen an unterschiedlichen »Fundorten« im Hirn und man kann mit ihnen mehr Begriffe aus dem semantischen (Wissens-) wie auch aus dem episodischen (Erlebnis-) Gedächtnis aufrufen.

Um als Beispiel noch einmal das Thema Rummelplatz zu nehmen: hier wird man das blechern scheppernde Fahrgeräusch der Autoscooter und das hohe, durchdringende Heulen aus der Geisterbahn beschreiben, das Durcheinander der Gerüche aus würzigem Bratwurstdunst, die Tränen verursachenden Zwiebeldüfte, den durchdringenden Fischgeruch der Lachsbrötchen und das süße Aroma knusprig gebratener, knackiger brauner Mandeln, die beim Zubeißen krachen. Das weckt andere Vorstellungen als die etwas blutleere Aussage: »Auf dem Jahrmarkt ist es laut und es riecht nach allem Möglichen.«

Wichtig ist das gleichzeitige Ansprechen möglichst unterschiedlicher Sinne. Zwar ist für viele Begriffe das Verständnis des Wortes da und kann über das reine Hören abgerufen werden. Die Wortbedeutung von »gebrannten Mandeln« ist sicher vielen Menschen klar. Aber wenn man sie riechen und schmecken kann und eventuell haptische Eindrücke durch Betasten der harten, buckligen Außenhaut zur Verfügung stehen, wird der Begriff über unzählige weitere Vernetzungen angesteuert. Es werden damit zusammenhängende Dinge, Ereignisse und Erinnerungen auf unterschiedlichen Ebenen aktiviert, Wortfindungsstörungen können somit positiv beeinflusst werden.

Das limbische System ist bei allen über die Sinne eintreffenden Informationen tätig, aber in besonderer Weise bei Riecheindrücken: Diese werden sehr häufig ohne Umweg über die bewusste Bearbeitung mitsamt der Situation abgespeichert und ebenso spontan wieder zur Verfügung gestellt. Der Geruch nach einem bestimmten Gewürz kann deshalb ohne weiteren Anlass plötzlich Erinnerungen an die großmütterliche Küche vor Weihnachten auferstehen lassen; beim Geruch eines bestimmten Bohnerwachses fallen einem die knarrenden Holzdielen im alten Schulhaus ein.

Gezielt lässt sich diese neuronale Besonderheit einsetzen, um Wortfindungen zu beschleunigen, vermehrte Assoziationen hervorzurufen und damit den Fundus an Kommunikationsinhalten zu erweitern. Daher sollte man sich öfter einmal des hilfreichen Aromas aus verschiedenem Obst und Gemüse, Knoblauch und Gewürzen, Blumen und Kaffee bedienen und nicht beim Aromaöl für die Duftlampe stehen bleiben.

Die Fähigkeit, die eigenen geistigen »Schätze« zu finden und damit seinen Umfang an aktiven Wörtern zu vergrößern, kann trainiert werden. Sind die Zugänge zu den selten gebrauchten Begriffen erst einmal gefunden und werden sie öfter benutzt, geschieht dasselbe wie im Straßenverkehr: Höheres Verkehrsaufkommen beschleunigt den Ausbau von Schotterstraßen zu Autobahnen! Bezogen auf das neuronale Netz der Hirnnerven bedeutet das den problemloseren und besseren Transport von Informationen durch vermehrte Versorgung der benötigten Verbindungsstränge mit Nährstoffen und Sauerstoff. Sie werden tatsächlich messbar verstärkt.

7.2 Schnelligkeit der Denkleistung

Ebenso lässt sich die Schnelligkeit der Denkleistung trainieren. Ein gewisses kontinuierliches Absinken der Fähigkeit zur raschen Informationsaufnahme und -verarbeitung im Alter ist durchaus normal. Werden jedoch längere Zeit keine entsprechenden Anreize zum Training angeboten, kann der Abbau sehr rapide sein. Der Sinn einer Information wird erst später erkannt, Zusammenhänge werden langsamer erfasst und zugeordnet, die Reaktion darauf erfolgt zögernder. Laut Studien der Altersforschung von *Oswald und Lehrl* können bei älteren Menschen bereits vier Wochen Krankenhausaufenthalt ohne entsprechende geistige Beschäftigung, die kognitiven Leistungen drastisch negativ beeinflussen.

Wichtig für die Kommunikation sind sowohl die rasche Aufnahme von Information wie auch die prompte Reaktion darauf. Beides kann durch gezielte Übungen trainiert werden, die sowohl schriftlich als auch mündlich durchgeführt werden können. Es sollen Aufgaben sein, die natürlich einmal zum aktuellen Thema passen, zum anderen keinen Frust durch zu hohen Schwierigkeitsgrad erzeugen.

Ein Beispiel:
Man kann zum Beispiel verfremdete Sprichwörter vorgeben, deren zweite Hälfte jeweils mit einem anderen Sprichwort getauscht ist. Es muss beim Hören der Neuzusammensetzung nicht nur erkannt werden, was falsch oder richtig ist, sondern auch noch der richtige Anfang oder das Ende gefunden werden. »Ein voller Bauch – ist aller Laster Anfang« muss demnach wieder zerlegt werden in »ein voller Bauch studiert nicht gern« und »Müßigkeit ist aller Laster Anfang«.

Viele kreative Übungen sind ebenfalls geeignet, die Denkleistung und geistige Beweglichkeit zu trainieren. Beim Versuch, aus einer geschriebenen »3« in einer bestimmten Zeit so viel neue Figuren wie möglich zu entwickeln, muss sowohl die Erinnerung an ähnliche Übereinstimmungen zwischen Zahl und Objekt aktiviert werden als auch die Vorstellungskraft beim Zeichnen. Ob perfekte Schneemänner daraus entstehen oder etwas verbogene Brillen ist nicht so entscheidend wie die Tatsache, dass »Input« und »Output« in direktem Zusammenhang geübt werden.

Ohne viel Zeichenaufwand kann auch diese höchst interessante Frage durchdacht werden: Wozu ist eine (oder mehrere) simple Büroklammer zu verwenden, wenn Not am Mann/der Frau ist? In Zweiergruppen macht das noch einmal so viel Spaß, vor allem wenn hinterher gemeinsam die Lösungen angehört werden. Da tauchen so originelle Verwendungszwecke auf wie: Angelhaken, Hundehalsband, Armkettchen, Schlüsselring, Eheringersatz, Piercing, Zahnstocher, Bilderhaken, Schaschlikspieß ...

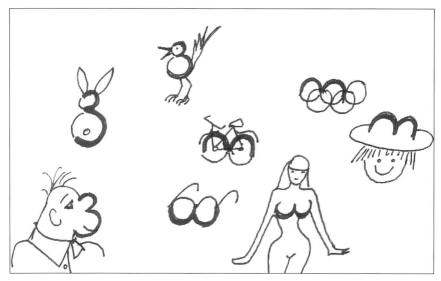

Abb. 3: Drei und mehr!

Oder man macht sich Gedanken darüber, was man mit einer Seite Zeitungspapier noch alles machen kann, außer sie aufmerksam zu lesen ... Bei solchen Aufgaben sind Zeitbegrenzungen von ca. vier bis fünf Minuten sinnvoll und natürlich sollte bei beiden Fragen das Objekt möglichst in natura vorliegen, um die Vorstellungskraft anzuregen!

7.3 Merkfähigkeit

Die Merkfähigkeit, die im Alter mehr oder weniger nachlässt, ist ebenfalls eine wichtige Voraussetzung für Kommunikation und kann durch Übung gesteigert werden. Anlässe für Gedächtnisübungen während der Gruppenstunden gibt es im Überfluss. Beinahe jedes Thema eignet sich für kleine Spiele, bei denen man sich schon Gesagtes merken muss.

Ein Beispiel:
Es bilden sich zwei Gruppen, deren Mitglieder abwechselnd einen Begriff suchen zur Vorgabe: »Was gibt es auf einer Kirchweih/einem Schützenfest zu sehen oder zu hören?« Es gilt, Doppelnennungen zu vermeiden und in einer festgelegten Zeit möglichst viele Begriffe zu finden. Sowohl Merkfähigkeit als auch Wortfindung werden trainiert. Es können auch Listen von Begriffen zu einem Oberthema aufgestellt werden, wobei man als Erhöhung der Anforderung alphabetisch vorgehen kann. So sind bei gemeinsamem Nachdenken leicht 20 unterschiedliche Stoffe

zum Thema Kleidung zu finden oder man versucht, beim imaginären Gang über den Wochenmarkt den Korb mit 20 unterschiedlichen Gemüsesorten zu füllen.
Zur Abwechslung könnte man auch den Anfangsbuchstaben vorgeben, sodass alle Lebensmittel mit »K« anfangen müssen. Zum gezielten Training des Kurzzeitgedächtnisses lässt man die Teilnehmer eine, ebenfalls nur vorgestellte, Schale mit Früchten füllen. Es ist günstig, diese Schale erst mal zu beschreiben und die Teilnehmer aufzufordern, sie sich bildlich vorzustellen. Ebenso die dann »hinein« gelegten Früchte. Jeder wiederholt der Reihe nach die schon genannten Früchte, bevor er neue benennt. »Ich habe in meiner Schale Äpfel, Birnen und Zwetschgen und lege noch Kirschen dazu ...«. Ähnliches wird im bekannten Spiel: »Ich verreise und packe in meinen Koffer ...« verlangt.

7.4 Konzentration

Auch die Fähigkeit, sich auf ein Thema zu konzentrieren, lässt sich üben und damit verbessern. Schon das Hinführen auf eine Vertiefung: »Kirchweih-/Schützenfestbier – Wirkung (oder auch: Herstellung)«, wird bei den Teilnehmern eine gezielte, fokussierte Beschäftigung mit dem Begriff auslösen. Verbunden damit – bei entsprechender Führung – entsteht eine Konzentrationshaltung, die das Abdriften in andere Themen verhindert.

Durch Übung lernt man auch, mit Störfaktoren umzugehen und die Aufmerksamkeit wieder auf das ursprüngliche Thema zu lenken. Hier spielt die Funktion der Gruppenleiterin eine große Rolle. Rechtzeitig, bevor der Großteil der Teilnehmer sich vom Thema abwendet, sollte eine Reaktion erfolgen. Besteht die Störung aus äußeren Faktoren, wie der Unterbrechung durch eine eintretende Person, ist die beste Lösung, die Störung so kurz wie möglich zu halten und danach eine knappe Zusammenfassung des bisher Besprochenen zu geben. Anschließend kann man dann die Frage gezielt noch einmal angehen.

Kommen die Teilnehmer selber in ihrem Gespräch zu sehr vom Thema ab, empfiehlt es sich, im Gespräch »zurückzugehen«. Das heißt, man greift ein, indem man den aktuellen Beitrag zur Kenntnis nimmt, ihn mit dem vorhergehenden Punkt verknüpft und so weit zurück verfolgt, bis man wieder am Fragepunkt ist.

Ein Beispiel:
Angenommen, man hatte vor, vom Bier in Richtung Alkohol und dessen Wirkung zu kommen, das Gespräch verliert sich jedoch schnell über Bier und Schnaps bis zum alkoholkranken Mitbewohner. Von ihm geht es zu dessen Angehörigen, die sich nicht um ihn kümmern und von dort zur Unfähigkeit der Pflegekräfte, damit umzugehen und deren allgemeiner Unfreundlichkeit, besonders neulich, als ...!

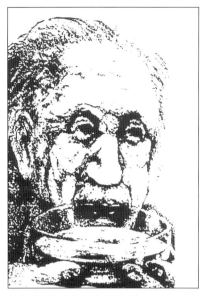

Abb. 4: Einstein oder nicht?

Spätestens dann sollte man zurückführen: »Ja, es ist auch für die Pflegenden nicht leicht, mit den Auswirkungen des Alkohols umzugehen. Nahe Angehörige tun sich da genauso schwer, sie bedürfen häufig ebenso der Hilfe wie der Alkoholabhängige. Dieser spürt aber die Auswirkungen des Alkohols erst einmal ganz direkt selbst: Was bewirkt der übermäßige Alkoholgenuss, zum Beispiel in Schnaps und Bier, denn so alles?«

Die Vertiefung eines Themas und der sanfte Zwang, sich damit zu beschäftigen, fördern die Konzentration und bei einiger Übung kann sie immer länger aufrechterhalten werden. Allerdings sollte man die Teilnehmer genau beobachten, damit sie nicht überfordert werden und innerlich abschalten. Die Langeweile ist dann nicht weit und damit auch eine negative Belegung der Erinnerung an die Gruppe! Übungen zur Konzentrationsfähigkeit können auch in spielerischen Aufgaben bestehen.

Ein Beispiel:
Beim Thema »Farbe« könnte das zum Beispiel ein Arbeitsblatt mit dem Farb-Wort-Test (Oswald und Fleischmann) sein. Bei der Aufgabe geht es darum, dass man seine Aufmerksamkeit gebündelt auf eine Sache richtet, ohne sich von einer anderen ablenken zu lassen. Man muss die Druckfarbe einzelner Wörter benennen, ohne sich vom Wortsinn beeinflussen zu lassen. Das Wort heißt zum Beispiel »rot«, ist aber in grüner Farbe geschrieben. Man soll die Druckfarbe »grün« verbalisieren, ohne sich vom Wortsinn »rot« ablenken zu lassen.

Auch »Umkippübungen« fordern die Fähigkeit, sich zu konzentrieren. Es gibt Zeichnungen, in denen sich zwei Abbildungen verstecken. Man kann in einer beispielsweise einmal ein Portrait von Einstein sehen, das andere Mal deutlich drei Grazien. Oder eine Zeichnung von einem Ziegelstein zeigt diesen einmal in der Perspektive von vorn und flach liegend, bei willentlicher Anstrengung und Konzentration kann man aber auch in der gleichen Zeichnung eine Ansicht eines Keils von oben her erkennen.

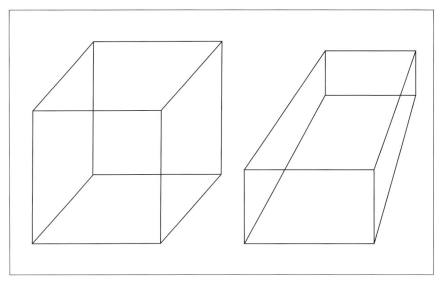

Abb. 5: Umkippübung: Einmal ist ein Quader oder ein »Ziegelstein« zu sehen, beim »Umkippen« dagegen die Draufsicht auf ein »Hochhaus« oder einen Keil mit abgeschnittener Spitze.

Weil Konzentrationsfähigkeit, Merkfähigkeit, Aufmerksamkeit und Schnelligkeit nicht nur für die Kommunikation wichtig sind, sondern auch für viele andere Alltagsbereiche, sollten Übungen dazu öfter einmal eingebaut werden.

8 Wie viel Konzept und Planung ist für eine Kommunikationsgruppe möglich und nötig?

Ein Konzept beinhaltet den Plan, was man für wen in welcher Form anbieten möchte, welche Ziele dabei verfolgt werden und in welcher Weise man diese erreichen will, also die Vorgehensweise mitsamt einer Struktur. Alle Gruppen brauchen ein passendes und ausbaufähiges Konzept – ohne dieses ist der Erfolg reine Glückssache!

8.1 Die Ziele

Für jede Gruppe gestaltet sich natürlich der Ablauf je nach den Zielen etwas anders, weil man andere Arbeitsmittel einsetzt und ein anderes Zielpublikum hat. Eine Lesegruppe hat ein anderes Konzept als ein Männerstammtisch, obwohl die Hauptziele sehr ähnlich sein können.

Angesteuerte Hauptziele sind zum Beispiel:
• besseres Kennenlernen untereinander und
• Verbessern der Kommunikationsfähigkeiten.

Teilziele könnten dann sein:
• Namen gegenseitig besser kennenlernen,
• Erweiterung des aktiven Wortschatzes,
• Verbesserung der Wortfindung und des Redeflusses
• Steigerung der Konzentrationsfähigkeit.

In unterschiedlichen Gruppen werden diese Ziele dann mit den verschiedensten Mitteln angesteuert.

8.2 Das Konzept

Konzepte gibt man sich vor als Rahmen, der durch bestimmte Inhalte ausgefüllt wird. Das Konzept ist immer übergeordnet und zielorientiert, die Mittel sind austauschbar. Zum Beispiel kann das Austeilen der Namensschilder (= Mittel) am Beginn jeder Gruppenstunde zum gleichbleibenden Konzept jeder Stunde gehören (Ziel = besseres Kennenlernen). Es kann dasselbe Ziel angepeilt werden durch das gelegentliche Vorstellen aller Anwesenden, sobald ein neuer oder seltener Teilnehmer dazu kommt, ebenso das einzelne Ansprechen mit Namen bei einer »Reihenumfrage«.

Bevor man das Konzept erstellen kann, muss man wissen, für wie viele und welche Teilnehmer die Gruppe stattfinden soll und unter welchen Bedingungen. Diese Fakten schränken das mögliche Konzept bereits ein, man wird es passend wählen und sich an den Bedürfnissen und Möglichkeiten orientieren. Es empfiehlt sich nicht, eine Spielgruppe zu organisieren, wenn es 25 potenzielle Teilnehmer und nur einen Gruppenleiter gibt, oder eine Lesegruppe zu planen, die hohe Konzentration und Aufmerksamkeit fordert, wenn kein störungsfreier Raum zur Verfügung steht.

Es sollte für jede Gruppe ein für alle vorhersehbarer Ablauf geplant werden, der nach kurzer Zeit für die Teilnehmer transparent ist. Dies hilft der Gruppenleiterin, den Überblick, die Steuerungsfähigkeit und auch die Ziele im Auge zu behalten. Die Teilnehmer fühlen sich sicherer, wenn sie wissen, was auf sie zukommen wird. Flexibilität im eigenen Verhalten und bei der Durchführung sind trotzdem notwendig, um auf die Teilnehmer und ihre Reaktionen jederzeit eingehen zu können.

Es kann beim Stammtisch zum Konzept gehören, einen ausgewählten Artikel aus der Zeitung zu besprechen, um ein Gespräch in Gang zu bringen. Die Mittel dazu kann man variieren: Mal ist es eine Seniorenzeitung, mal ein gut verständlicher Artikel aus der Tageszeitung oder einer Illustrierten. Das Konzept gibt nur an, »wie« etwas geschehen soll, das »was« ist das jedes Mal neu definierte »Arbeitswerkzeug« auf dem Weg zum Ziel. Die Inhalte wechseln, denn Langeweile oder Gewöhnung will man vermeiden. Wobei es aber bei einer Spielgruppe oder auch bei einer Gedächtnisgruppe nicht sinnvoll ist, jedes Mal grundsätzlich andere Spiele oder Übungen zu nehmen. Erst müssen die Regeln für einen Vorgang gut beherrscht werden, bevor neue kommen und außerdem werden die Teilnehmer schnell Vorlieben entwickeln, auf die man eingehen sollte.

Jedes Haus hat seine spezielle Bewohnerstruktur und seine hausinternen Möglichkeiten. Deshalb werden Konzepte jeweils unterschiedlich sein und im Verlauf der Gruppen auch an die Bedürfnisse der Teilnehmer immer besser angepasst werden. Man sollte jedoch nicht den Fehler machen, eine Gruppe ohne Konzept zu beginnen und auf gute Einfälle und ein möglichst erfolgreiches Gelingen zu hoffen.

Wird sehr viel dem Zufall überlassen, können wohl ausnahmsweise interessante Gruppenstunden entstehen, wahrscheinlicher ist aber, dass entweder Gruppenleitung oder Teilnehmer entnervt von einer Wiederholung absehen. Ein durchdachtes Konzept mit klaren Rahmenbedingungen unterstützt beide Seiten: So kann jeder seine eigenen Begabungen am besten einbringen ohne ständige Angst, plötzlichen Anforderungen gegenüber zu stehen, denen er sich nicht gewachsen fühlt.

9 Beispiele für allgemeine Ziele und mögliche Inhalte und Arbeitsmittel, um sie zu erreichen

Ziele sollten nicht zu eng gesteckt werden. Erst wenn man die Teilnehmer nach einiger Zeit kennt, kann man auch Teil- und Einzelziele passend formulieren, denn jeder Bewohner hat seine eigenen Fähigkeiten und Einschränkungen. Letztere sollten zwar bekannt sein, aufbauen muss man jedoch auf den vorhandenen Fähigkeiten. Für den einen ist es bereits ein Erfolg und Fortschritt, wenn er sich mit ein, zwei Worten in der Runde zu einem Thema äußert; für den anderen bedeutet es eine Steigerung, wenn er selbst vorliest, Geschichten zu mitgebrachten Dingen erzählt oder Meinungen ausführlicher begründet.

Die individuellen Kenntnisse und Fähigkeiten sollten immer genutzt werden, denn sie sind die Basis für Steigerungen. Man darf nie vergessen, dass man die Menschen dort abholen muss, wo sie stehen, nicht dort, wo man sie gern haben möchte. Auch bei der Kommunikationsgruppe sind langfristig Ziele nur dann erreichbar, wenn die Anforderungen, ausgehend von den vorhandenen Fähigkeiten, schrittweise erhöht werden und die Teilnehmer sich nicht überfordert fühlen müssen.

Die wichtigsten, allgemeinen Ziele von Kommunikationsgruppen sind:
* Förderung des subjektivem Wohlgefühls und der Entspannung
* Steigerung der Kommunikationsfähigkeit
* Aufbau und Steigerung des Selbstvertrauens und Selbstwertgefühls
* Gegenseitiges Kennenlernen
* Abwechslung zum Alltag

9.1 Förderung des subjektives Wohlgefühls, der Entspannung und Motivation

Der »Wohlfühlfaktor« sollte für die Gruppenleiterin noch vor den Zielen der Kommunikation kommen. Denn abgesehen davon, dass sich Gespräche nur in entspannter Atmosphäre gut entwickeln und auch Hilfen nur dann wirksam werden, möchte man seine Teilnehmer ja für ein möglichst regelmäßiges Wiederkommen motivieren. Die Teilnahme an offenen Gruppen ist freiwillig und die durchschnittliche Teilnehmerzahl zeigt deutlich, wie gut oder schlecht Bedürfnisse befriedigt wurden. Deshalb ist das Schaffen einer angenehmer Atmosphäre und das bestmögliche Eingehen auf Wünsche ein wichtiger Teil jedes Konzeptes.

Grundsätzlich ist es hilfreich, so schnell wie möglich über die Einschränkungen der Teilnehmer Bescheid zu wissen und die Biografien kennenzulernen, damit man auf die Besonderheiten gut eingehen kann. Einem Menschen, der sehr schlecht hört, bietet man ohne großen Aufwand einen Platz neben sich an. So werden die Zusammenfassungen des Gruppenleiters auch wirklich verstanden. Es ist dann nicht mehr so schlimm, wenn einzelne Beiträge einmal nicht in ihrer Gesamtheit akustisch genau wahrgenommen werden. Rollstuhlfahrern kann man bestimmte Plätze reservieren, Menschen mit schwacher Blase eher in die Nähe der Tür setzen und für Teilnehmer, die besondere Hilfen wie beispielsweise Trink-halme benötigen, diese bereit legen.

9.1.1 Physisches Wohlbefinden durch optimierte Sitzplätze

Es sollte selbstverständlich sein, dass die Sitzgelegenheiten so gut wie möglich auf die Bedürfnisse der älteren Menschen abgestimmt sind. Natürlich können nicht immer neue Stühle angeschafft werden, um optimale Verhältnisse zu schaf-fen. Viel lässt sich aber schon mit einem hilfsbereiten Hausmeister erreichen, der problemlos von einigen Stühlen mit Metallbeinen zwei Zentimeter absägen kann, um für sehr zierliche Teilnehmer Bodenkontakt und bequemes Sitzen zu ermög-lichen.

Sehr viele ältere Menschen sind relativ klein, was sich auch durch das Schrump-fen der Bandscheiben mit zunehmendem Alter erklärt. Leider gibt es in den wenigsten Einrichtungen dazu passende Stühle. Die Senioren sitzen auf nied-rigeren Stühlen mit Fuß-Boden-Kontakt sehr viel ermüdungsfreier und rücken-schonender als auf dem Norm-Stuhl. Eine elegante, aber noch seltener vorhan-dene Lösung wären Fußbänkchen. Man kann die niedrigeren Stühle durch andersfarbige Sitzkissen kennzeichnen oder durch Bändchen an der Lehne. Zusätzlich sollte man Kissen bereithalten, um den nicht mehr so gut gepolsterten Senioren das längere Sitzen zu erleichtern, und um den Rücken bei Bedarf abzu-stützen oder hemiplegischen Rollstuhlfahrern ein symmetrisches Sitzen am Tisch zu ermöglichen.

Das beständige seitliche Drehen des Kopfes, das bei entsprechendem Sitzplatz auftritt, um den Gruppenleiter im Auge zu behalten, kann bei einigen dazu prä-destinierten Menschen zu Schwindel und Kopfschmerzen führen. Sind vorange-gangene Schlaganfälle oder Karotisverengungen bekannt, sollten diese Teilneh-mer am besten dem Gruppenleiter gegenüber sitzen. Dort ist auch der Platz für Bewohner, die man lieber fest im Auge behält. Dazu gehören Menschen, die epilepsieanfällig sind, gerade OPs hinter sich haben oder aus anderen Gründen etwas instabil in ihrer Verfassung sind.

9.1.2 Psychisches Wohlbefinden durch gute Beobachtung und individuelle Betreuung

Die unauffällige Beobachtung aller Teilnehmer hinsichtlich ihrer Bedürfnisse und Wünsche sollte selbstverständlich sein. Oft ist es eine Kleinigkeit, die fehlt. Wie zum Beispiel das Taschentuch, die Serviette oder eine heruntergefallene Gabel.

Dem kann schnell abgeholfen werden durch einen Griff in den »Notfallkorb«, in dem auch Flaschenöffner, Stifte oder Streichhölzer für Kerzen untergebracht werden können. Aber ebenso sollte einem aufmerksamen Gastgeber und Gruppenleiter auffallen, wenn jemand auf die Toilette muss, sich aber nicht traut; wenn sich jemand plötzlich sichtlich sehr unwohl fühlt oder sich zu lange in sich zurückzieht.

Diskretion ist immer angebracht, man braucht nur davon ausgehen, wie man sich selbst fühlen würde, wenn man in einer Gruppe auf irgendetwas Peinliches angesprochen wird. Und peinlich ist es für ältere Menschen in jedem Fall, wenn ihnen das, manchmal nicht vermeidbare, Missgeschick zustößt, nicht mehr rechtzeitig zur Toilette zu kommen. Es ist viel Feingefühl seitens des Gruppenleiters nötig, mit diesen altersspezifischen Problemen umzugehen. Man kann versuchen, das Gespräch in Einzelgespräche einmünden zu lassen und sich bei dem Betreffenden leise erkundigen, ob man irgendwie behilflich sein kann. Waschbare Sitzkissen sind eine Möglichkeit, die Auswirkungen auf die Hygiene so klein wie möglich zu halten.

Die angesetzte Dauer der Gruppentreffen ist unbedingt den altersspezifischen Problemen der Senioren anzupassen. Viele haben Schwierigkeiten mit längerem Sitzen und die Zeit zwischen zwei Toilettengängen ist nicht mehr beliebig dehnbar. Für den Damentreff hat sich bei uns ein Zeitraum von anderthalb Stunden als gerade richtig erwiesen, gelegentliches Überziehen von zehn bis 20 Minuten, wenn es sehr interessante Themen gab, wurde nicht übel genommen. Aber drei oder vier Damen verließen dann vor dem offiziellen Ende mit einem entschuldigenden Augenzwinkern den Raum: Es ist halt dringend!

Die Herrenrunde beim Stammtisch am Vormittag bot mit einer Stunde ausreichend Zeit zum Plaudern und Wein trinken. Andere Gruppen, wie Lese- oder Spielgruppen, können je nach Teilnehmern und Inhalten durchaus auch länger oder kürzer geplant werden. Mehr als zwei Stunden sind aber meist zuviel des Guten.

Grundsätzlich sollte der Gruppenleiter jedes Mal seine Gäste begrüßen und auch verabschieden. Ob das tatsächlich per Handschlag geschieht oder nur verbal erfolgt, ist jedem selbst überlassen. Ältere Menschen schätzen es besonders, persönlich und höflich mit Händedruck begrüßt und verabschiedet zu werden. Es ist nicht selbstverständlich, dass sie zur Gruppe kommen, sondern in vielen Fällen bedeutet es Überwindung von Schwäche, Angstgefühlen und innerem Widerstand, Ignorieren von Unwohlsein oder Schmerzen. Deshalb muss das Kommen jedes Mal wieder aufs Neue gewürdigt werden.

Ganz allgemein wird man feststellen, dass viele Gäste deutlich gelöster und entspannter gehen als sie gekommen sind. Bei der individuellen Begrüßung oder Verabschiedung kann man sich kurz nach dem OP-Termin, dem geplanten Rehaaufenthalt oder dem Besuch der Kinder erkundigen.

> Jeder, der erfährt, dass er nicht ein anonymer Teilnehmer, sondern ein gern gesehener und interessanter Gast ist, wird sich persönlich angenommen fühlen und motivierter für das Kommende sein.

9.1.3 Wohlfühlen des Einzelnen in der Gruppe durch Regeln und deren Akzeptanz

Wichtig ist es, sich auf eine gemeinsame Anfangszeit festzulegen. Dauerndes Türöffnen von Neuankommenden stört die Konzentration enorm. Es kann immer mal wieder vorkommen, dass jemand zu spät vom Mittagsschläfchen aufwacht oder ein wichtiges Telefongespräch dazwischen kommt. Das ist nicht so schlimm, sollte aber nicht die Regel sein. Man kann es durchaus thematisieren, wie angenehm es doch ist, wenn sich alle auf das Zuhören oder Sprechen konzentrieren können, ohne andauernd vom Türklappern, Stühlerücken, Kaffeenachschenken usw. unterbrochen zu werden.

Es ist gut, gleich anfangs darauf hin zu weisen, dass man die Gruppe zu jeder Zeit ohne Kommentar verlassen kann. Jeder soll sich frei fühlen, bei entsprechendem Bedarf ohne große Entschuldigung zu gehen. Schließlich kann es sein, dass Arzttermine anstehen, man aber trotzdem nicht ganz auf die Gruppe verzichten will, dass einem an diesem Tag nicht so gut ist oder man Besuch erwartet. Öfter macht auch einmal ein Medikament einen häufigeren Toilettenbesuch notwendig. Das ist ein Thema, das ältere Menschen oft davon abhält, an Veranstaltungen teilzunehmen. Und das offene Ansprechen dieses Punktes erleichtert es dann den meisten, mit diesen, im Alter häufigen Bedürfnissen umzugehen. Meist informierten mich die Teilnehmerinnen gleich anfangs, wenn sie früher gehen mussten.

Ein leidiges Thema muss ebenfalls angesprochen werden, bevor es zum Problem wird: das Gerangel um den »eigenen« Sitzplatz. Je älter ein Mensch ist, desto wohler fühlt er sich, wenn sich so wenig wie möglich ändert. Dazu gehört auch, dass man sich am liebsten auf den Platz setzt, den man schon einmal hatte. Der Schritt zum vehementen Einfordern des Sitzplatzes, falls sich jemand anderes dorthin gesetzt hat, ist nicht weit. In einigen Fällen ist die Auswahl des immer gleichen Sitzplatzes berechtigt – wie etwa bei stark hörgeschädigten Menschen, bei Problemen mit dem Drehen des Kopfes oder beim Angewiesensein auf Hilfe beim Essen. Ansonsten tut es dem Klima sehr gut, wenn man immer wieder einmal betont, dass derjenige, der als erster da ist, auch noch die freie Platzwahl hat. Das führte bei unseren Damen zwar dazu, dass einige schon eine halbe Stunde vor Beginn der Gruppe im Raum saßen, was aber produktiv als zusätzliche Möglichkeit zu einem Schwätzchen oder auch zur Hilfe beim Tischdecken genutzt wurde.

Vereinzelt kam es auch zum »Strandkorbsyndrom«, d. h. es wurden Jacken, Täschchen oder Tücher Stunden vorher auf Lehnen gehängt, um so einen Anspruch anzumelden. In diesem Falle sammelte ich die Sachen ein, sobald ich im Raum war, um sie der Besitzerin beim Auftauchen sehr freundlich und besorgt in die Hand zu drücken. Natürlich mit dem Hinweis, dass man vorsichtshalber die Jacke zur Seite genommen hat, damit sie nicht vergessen oder von jemand anderem verwechselt und mitgenommen würde. Außerdem könnte ja auch der Eindruck entstehen, dass die Plätze reserviert wären – was sie bei uns ja keineswegs sind …!

Wenn in einer kleineren Gruppe immer dieselben Leute kommen, wird der feste Sitzplatz kein Problem sein – da kann natürlich jeder seinen »eigenen«, gewohnten Platz einnehmen. Ist die Gruppe jedoch deutlich größer als acht Teilnehmer und kommen nicht immer dieselben Leute, sollte man das Thema des »festen Sitzplatzes« ansprechen. Sonst kann es vorkommen, dass schwächere Teilnehmer sehr gekränkt auf die »undankbaren hinteren« Plätze verwiesen werden, ohne dass man es als Gruppenleiterin selbst mitbekommt. Es erfordert dann viel diplomatisches Geschick und gutes Zureden, bis die Wogen wieder geglättet sind.

9.1.4 Motivation durch Verstärkung und respektvollen Umgang

Wie in jeder Gruppe werden auch hier die typischen, gruppendynamischen Prozesse ablaufen: Es wird Teilnehmer geben, die relativ rasch versuchen, die Richtung vorzugeben; einige, die »bremsen« oder misstrauisch sind und einige, die sehr lange im Hintergrund bleiben. Diesen unterschiedlichen Formen der Teilnahme ist Rechnung zu tragen. Die Gruppenleiterin muss immer wieder überprüfen, ob jeder zu seinem Recht kommt.

Als Gruppenleiterin ist man versucht, vor allem mit willigen und produktiven Teilnehmern zu kommunizieren. Es ist nötig, sich von Zeit zu Zeit bewusst zurückzunehmen und auch einzelnen, schüchterneren Gruppenmitgliedern eine Chance zu geben, sich einzubringen.

Viele kommunikationsungewohnte Menschen neigen dazu, ihre Meinung nicht laut zu äußern, vor allem, wenn andere dies lauter tun, sondern still vor sich hin zu murmeln oder sie der Nachbarin zuzuraunen. Wer seine Gäste aufmerksam beobachtet, bemerkt dies recht schnell.

Je nach Möglichkeit kann man dann eine Pause im allgemeinen Diskutieren nutzen und eine Zusammenfassung des Gehörten mit Anhängen der leise geäußerten Meinung einschieben. Meistens belohnt einen dann ein zustimmendes Nicken, ein Aufleuchten der Augen, oder sogar das Nachschieben einiger erklärender Worte. Man kann die Äußerung auch laut zur Diskussion stellen, etwa indem man einwirft: »Hier höre ich gerade dass ..., was meinen Sie dazu?« Oder auch: »Haben Sie das alle hören können, was Frau ... Interessantes dazu meint?« Je nach Veranlagung wird die Dame dann wiederholen, was sie gesagt hatte oder wenn man sieht, dass das noch schwer fällt, wiederholt man ihre Aussage mit deutlich anerkennendem, freundlichem Zunicken. Damit wird der Teilnehmerin klar gemacht, dass ihr Beitrag willkommen und wertvoll ist. Durch die Verstärkung ihrer Handlung wird sie sich sicherer und vielleicht motiviert fühlen, sich in Zukunft auch einmal vor der ganzen Gruppe zu äußern.

Soziale Kontakte entstehen nicht einfach dadurch, dass man gemeinsam in einer Gruppe sitzt. Erst das Geben und Nehmen, das Erzählen und Zuhören lässt Berührungspunkte entstehen. Um auch zurückhaltenderen Teilnehmern immer wieder Anlass für aktive Teilnahme am Gespräch zu geben, ist es sinnvoll, ab und zu biografische Kenntnisse einfließen zu lassen. Dabei muss man aufpassen, dass niemand durch bohrendes Nachfragen überfordert wird. Das Selbstvertrauen des Einzelnen muss behutsam gesteigert werden, bis er sich in der Lage fühlt, langsam am allgemeinen Gespräch teilzunehmen.

Motivation entsteht durch Erfolgserlebnisse, und die müssen gezielt für jeden Einzelnen immer wieder ermöglicht werden. Als Gruppenleiterin kann man kurze Wortbeiträge aufmerksam aufgreifen und ihren Wert steigern, indem man sie zur Grundlage eines allgemeinen Gesprächs macht. Dabei ist jedoch sehr darauf zu achten, dass diese Beiträge positiv eingebaut und nicht »zerpflückt« oder abgewertet werden.

Eindeutig demotivierend ist es, wenn sich Teilnehmer wie in der Schule beim Abfragen vorkommen müssen. Wir erinnern uns wohl alle noch an das ungute Gefühl, ängstlich darauf warten zu müssen, dass uns der Lehrer aufruft. Man muss als Gruppenleiterin immer das Ziel im Auge behalten: Die Teilnehmerinnen sollen eher zu spontanen Äußerungen veranlasst werden. Es geht nicht um das Abfragen von eventuell vorhandenem Wissen. Ausfragen sollte man immer vermeiden, aber es kommt sicher auf den Einzelfall an, ob eine Nachfrage als Hilfe zum Erinnern oder als lästiges »Ausquetschen« empfunden wird. Taktgefühl und Zurückhaltung gehören unbedingt zur Grundausrüstung einer Gruppenleiterin, deren Ziel das Wohlfühlen ihrer Teilnehmer ist.

Für die Motivation zu einer lebhafteren Meinungsäußerung in der Gruppe ist sowohl das »wie« als auch das »was« bei der Präsentation der Inhalte ausschlaggebend. So verlocken etwas provokante Themen, Dekorationen oder Denkanstöße mehr dazu, etwas zur Kommunikation beizusteuern als Gewohntes, weil man seine eigene Meinung dazu besser abgrenzen kann. Allgemeinplätze und Aussagen, die sehr nahe an der eigenen Meinung liegen, veranlassen Menschern eher zu einem kurzen »Ja, genau« als zu einem in Einzelheiten sich verbreiternden Gespräch.

9.2 Steigerung der Kommunikationsfähigkeit

9.2.1 Anregung zum Gespräch und Steigerung von Wortschatz und Wortfindung durch geeignete Dekoration

Dekorationen sind nicht nur als Verschönerung des Raumes gedacht, sondern als Teil des Konzepts auch Impuls, um Gespräche anzustoßen, Aufmerksamkeit und Erinnerungen zu wecken. Sie sollen einerseits die Atmosphäre des Raumes mitbestimmen und andererseits für Anknüpfungspunkte, Denkanstöße und Wortfindungen sorgen.

Weil die Dekoration Anlass zu Bemerkungen gab, unterhielten sich die Teilnehmerinnen des Damentreffs schon vor Beginn der Gruppe darüber mit den Nachbarinnen. So fielen bereits vor und während des Kaffeetrinkens Worte, an die man sich später wieder erinnerte und die man in die Gespräche einbaute. Man übte sozusagen bereits das, was dann in der gezielten Kommunikation angewandt werden konnte. Erfahrungsgemäß ist es besonders wirkungsvoll, wenn es sich bei der Dekoration um Sachen handelt, die Staunen und Überraschung auslösen: wie der auf einem silbernen Tablett servierte alte Überschuh oder der Packen Liebesbriefe (von verschiedenen Dichtern entlehnt und beim teilweisen Vorlesen mit vielen Seufzern und Ausrufen bedacht!) mit rosa Bändchen und dazwischen steckenden, halb zerrissenen Herzchen aus Pappmachée auf Draht. Recht anregend waren auch die Schuhe an der Wäscheleine, vom Pantoffel über Winterstiefel und Uralttretern bis zum Babyschuh oder die quirligen Wellensittiche im Käfig und das Terrarium mit der, zufällig bei einer Bekannten gefundenen, Gottesanbeterin. Zur Dekoration eignen sich alle Dinge, die dazu verführen, bereits gefasste Meinungen zum Besten zu geben, eigene Erlebnisse als Beispiel zu nennen oder einfach momentane, spontane Empfindungen zu äußern.

Jedes Thema bietet dazu seine besonderen Möglichkeiten. Zum Beispiel könnte man beim Thema »Haare« Folgendes an Dekoration verwenden:
- Einen abgeschnittenen, dickeren Zopf aus Echthaar, wie eine Skalp-Trophäe auf einem Stecken in eine Flasche gesteckt
- Einige Perücken vom Fasching auf Styroporkugeln; aus dicken Bindfäden und Wollresten geflochtene Zöpfe mit Schleifchen, Glitzerschmuck und Haarklemmen oder auch mit eingerollten Lockenwicklern
- Stielkämme in Steckmoos, mit Zweigen drapiert
- Ein Haarnetz (einer Bewohnerin), das als Spinnennetz zwischen Ästen hängt, mit einem schwarzen Wollpuschel mit Drahtbeinen als »Bewohnerin«

Oder beim Thema Sonne:
- Zwei große Sonnenschirme mit einer Schnur dazwischen, an der Bikinis, Badehosen, Badekappen, einige Sonnenschirmchen hängen
- Teddys und Plüschtiere mit Sonnenbrillen (aus schwarzem Tonpapier ausgeschnitten und mit farbigem Transparentpapier hinterklebt)
- Einige einfache Elektrosteckdosen (Anlass für Gespräch über Sonnenenergie und deren Nutzung)

Beim Thema Reisen:
- Eine elektrische Eisenbahn am Tisch (Transportmittel für Kekse usw.), natürlich besonders für Männer interessant!
- Kompass und Landkarten, Zugpläne, Buskarten, Flugtickets

- Ein möglichst alter Koffer oder eine Reisetasche, darin unterschiedliche Kleidungsstücke oder Reiseführer, Bücher über ferne Länder, Souvenirs und Postkarten
- Eine Reiseapotheke mit ausgefallenen »Mitteln« (nur durch Aufkleber gekennzeichnet) wie Malariatabletten, Serum gegen Schlangenbisse, Flohpulver, Mückenabwehr …

Das Thema Lebensmittel kann sehr unterschiedlich und drastisch illustriert werden:
- Schalen mit verschiedenem Getreide (das »tägliche Brot«)
- Kostproben unterschiedlicher Brotsorten
- Bilder von exotischen Menüs: gebratene Vogelspinnen, Maden und Larven
- Lutscher mit Skorpionen oder Tequilla mit einem Agavenwurm darin
- Speisekarten von mehrgängigen Menüs des vorletzten Jahrhunderts (man findet da so interessante Gaumenfreuden wie gefüllte Lerchen, Schwanenbraten oder rohe Schnepfeninnereien)
- Fotos aus der Werbung mit Fleisch und Wurstwaren, kombiniert mit Zeitungsartikeln über Gammelfleisch

Es müssen aber nicht immer ganz ausgefallene Sachen sein. Meist reicht das Herausnehmen aus dem gewohnten Umfeld, wie etwa die Präsentation unterschiedlicher Körperpflegemittel auf Salatblättern und Zitronenscheiben (als Erinnerung an »natürliche« Pflegemittel), oder ein Mobile aus Zahnbürsten, Schwämmen und Bimsstein. Eine alte Trockenhaube, unter der eine Puppe als »Kundin« saß, war Anlass für viele Erinnerungen an frühere Friseurbesuche, ebenso ihr Haarnetz, ohne das »keine Frisur wirklich hält« sowie die Halskette aus Lockenwicklern.

Es kommt darauf an, mit der Dekoration möglichst direkt und deutlich das Thema anzusprechen und bei den Teilnehmern sofort Assoziationen entstehen zu lassen. Dekoration darf alles sein: auffallend, einfach, ausgefallen, schrill, spärlich, üppig, erschreckend – nur nicht langweilig und gewöhnlich. Die visuelle Anregung für die verbale Äußerung ist genauso wichtig wie das Ansprechen von Geruchs-, Hör-, Tast- oder Geschmackssinn.

Viele Damen brachten Anschauungsmaterial mit, wenn das Thema schon angekündigt war, man kann aber bei der einen oder anderen Teilnehmerin auch nachfragen, ob sie nicht etwas beizusteuern hätte. Durch den Einsatz von greifbaren und sichtbaren Dingen und deren Benennung kommen oft Erinnerungen an andere, ähnliche Wörter und helfen so beim Durchforsten des Gedächtnisses nach bestimmten Ausdrücken und Redewendungen. Zudem sind diese mitgebrachten Dinge aus dem persönlichen Besitz meist besonders relevant für die Altersgruppe und Teilnehmer der Gruppe.

Eine Blumendekoration verschönert und verändert den Raum und schafft eine festliche Atmosphäre. Der schön gedeckte Tisch stimmt auf etwas Besonderes ein. Gestecke kann man ohne viel finanziellen Aufwand mit den Teilnehmern vorher im Rahmen der nachmittäglichen Beschäftigung basteln. Blumen, Kräuter und Zweige findet man an Straßenrändern oder auf Wiesen fast das ganze Jahr über. Nur nimmt man sie meist als Unkraut wahr. Aber daraus und auch aus abgeblühten Fruchtständen und Gräsern können wunderschöne Gestecke entstehen. Statt des teuren Steckschaumstoffes ist ein Knäuel aus dünnem Hasengitter in der Vase oder Schale viel besser geeignet. Auch bei ungeschickten Händen halten so die Pflanzenstängel gut und man kann diese Steckhilfe immer wieder verwenden.

Außer vielleicht einmal im März oder April brauchte ich eigentlich nie Blumen zu kaufen. In diesen »undankbaren« Monaten gab es aber manchmal wilde Veilchen mit einem Moospolster außen herum oder angetriebene Zweige (das Antreiben in Obhut einer Teilnehmerin!) mit einigen, wenigen Narzissen oder Tulpen dazwischen. Wenn in den Wintermonaten draußen keine Blumen wachsen, bieten sich dafür umso mehr jahreszeitliche Dekorationsmöglichkeiten an. Im Herbst sind es Schalen mit duftenden Moos- und Pilzarrangements, weihnachtliche Tischdekorationen entstehen aus Fichtenzweigen und Kerzen, die man in eine Halbkugel aus feuchter Tonmasse stecken kann. Im Januar sind kahle Zweige mit duftigen wolligen Blüten und angehängten Schneemännern passend, im Februar lässt der Fasching der Phantasie mit künstlichen Blumen aus Papiertaschentüchern und dekorativen Masken viel Raum.

Tassen und Teller kann man auf farblich zur Dekoration passende, einfarbige Servietten stellen, die wie Platzdeckchen wirken und gleichzeitig Farbakzente setzen. Das entlastet die Hauswirtschaft, die sich nicht um Tischdecken kümmern muss und man kann in ihren Möglichkeiten eingeschränkte Teilnehmer zum Entfalten und Tischdecken einbeziehen.

So oft wie möglich versuche ich, die Stimmung mit Hilfe von Düften und Geräuschen zu beeinflussen. Beim Thema Kaffee und Tee trug das Mahlen und Kochen von Kaffee mit einem Porzellanfilter durch den unverwechselbaren Duft frisch gemahlenen und aufgebrühten Kaffees zur Anregung bei, wenn auch der Kaffee aus der Küche in Thermoskannen bereit stand. Der altmodisch gebrühte Kaffee war eine besondere Sorte, die zum Vergleich »verkostet« wurde. Außerdem kam die alte Handmühle aus der Dekoration gleich zum Einsatz. Man könnte auch türkischen oder iranischen Kaffee kochen und die besonderen Trinkgewohnheiten – Schlürfen des Kaffees durch ein Stückchen Zucker im Mund – kennen-lernen. Beim Thema Wald hörten wir als Hintergrundgeräusch Vogelstimmen und Urwaldlaute von einer CD. Schalen mit typischem Waldboden luden zum Riechen und Fühlen ein.

9.2.2 Förderung des Gesprächsflusses durch gut gewählte Themen und Anstöße

Grundlage jeden Gesprächs ist die Wahl eines motivierenden Themas, zu dem man in jedem Fall bei der Einführung genügend Hintergrundinformationen gibt, auf denen sich aufbauen lässt. So kann die Erfahrung des Einzelnen anknüpfen an Allgemeines oder an Einzelheiten der Erläuterungen.

Die Information kann aus eigener Beschreibung bestehen oder aus Bildern, aus Zeitungsberichten, Buchauszügen oder Rechercheergebnissen. Sehr vieles findet man im Internet unter den bekannten Suchmaschinen (google oder auch wikipedia). Meistens wird die Hemmschwelle zum Gesprächseinstieg gesenkt, wenn man nach der Einführung etwas bereithält, das zum Widerspruch herausfordert oder ganz konkrete Erinnerungen heraufbeschwört.

Sehr heftige und kontroverse Diskussionen gab es, als ich ein großes Bild von der Vernichtung von mehreren Tonnen Tomaten zeigte, die aus Preiserhaltungsgründen verkompostiert wurden, sowie ein Bild, auf dem Milch weggeschüttet wurde. Für die Generation, die Hunger aus eigener Erfahrung kennt, kommt die Vernichtung von Lebensmitteln immer noch einem Sakrileg gleich, da ist oft die gefühlte Empörung größer als die Hemmung, sich zu äußern.

Ebenso interessiert und mit einiger Gänsehaut lauschten die Teilnehmerinnen einem Bericht, wonach auch heute noch im Dörfchen Würchwitz, in Sachsen-Anhalt, ein besonderer Rohmilchkäse hergestellt wird, an dessen würzigem Geschmack eine spezielle Milbenart beteiligt ist. Die Milben leben und vermehren sich in Holzkisten, in denen die Käselaibe lagern. Sie werden mit Roggenmehl gefüttert und »düngen« mit ihren Exkrementen und ihrem Speichel den Käse. Laut den ortsansässigen Herstellern, die diese Art der Käsezubereitung seit dem Mittelalter betreiben, soll der Käse ein hervorragendes Mittel gegen Milbenallergien sein. Aus ernährungswissenschaftlicher Sicht ist mit dem Genuss, auch der Milben, jedenfalls keine gesundheitliche Gefahr verbunden …! In der Gesprächsrunde entbrannte sofort eine lebhafte Diskussion darüber, wie weit Gourmets wohl gehen in der Überwindung von Ekelgrenzen und was das für sie bringt.

Ist das Gespräch erst einmal in Gang gekommen, kann man mit gezielten Schlüsselfragen in bestimmte Richtungen steuern. Anfangs wird man sich vielleicht mögliche Antworten noch aufschreiben, später reicht es, sich den Stoff daraufhin anzusehen. Wie viel man an schriftlicher Vorbereitung braucht, um das Gespräch jederzeit wieder in Gang bringen zu können, ist sicher Übungssache, hilfreich sind auf jeden Fall schriftliche Stichpunkte. Denn sobald eine Teilnehmerin einen Beitrag gebracht hat, der in irgendeiner Form in den eigenen Unterlagen vorkommt, kann man mit Hilfe der Unterpunkte neue Aspekte ins Gespräch bringen. Mit der Zeit bekommt man ein Gefühl dafür, wann der richtige Zeitpunkt für die Überleitung zum nächsten Punkt gekommen ist und bald wird auch für die Gruppenleiterin der Spaß an der Unterhaltung die Anstrengung überwiegen.

Sind genügend Beiträge zu einem Punkt von den Teilnehmern gekommen, ist es gut, eine Zusammenfassung zu geben, in die man geschickt den nächsten Punkt einflechten kann. So bündelt man das Gespräch, bringt alle wieder zur Konzentration und hat bereits einen neuen Anfang.

Beispielsweise hat man zum Thema »Ich hab Dich zum Fressen gern«, gemeinsam überlegt, wozu Tiere dem Menschen dienen und den Eindruck gewonnen, dass nun nichts Wesentliches mehr in dieser Richtung von den Teilnehmern kommen wird. Man fasst kurz in Stichpunkten zusammen und dabei leitet man auf den Hund als ein besonders dem Menschen zugeordnetes Haus- und Arbeitstier über. »Wie wir gerade herausgefunden haben, bedient sich der Mensch des Tieres schon seit Jahrhunderten sowohl als Nahrungsquelle – erjagte Wildtiere und gezüchtete Haustiere – sowie auch als Arbeitskameraden in Form von Zug- und Tragtieren. Das Tier, mit dem der Mensch wohl schon am längsten in seiner Geschichte zusammen lebt und arbeitet, ist wahrscheinlich der domestizierte Wolf. Welche Funktion hat der Hund denn heute bei den Menschen? Gibt es Ihrer Meinung nach Rassen, die sich besonders gut für bestimmte Zwecke eignen?«

An eine eiserne Regel sollte man sich immer halten: Die Teilnehmer bestimmen die Akzente des Gesprächs, nicht die Gruppenleiterin. Sie dürfen Gedanken weiterspinnen, sollten dazu auch ermuntert werden, und erst wenn man den Eindruck hat, dass der Punkt sich erschöpft hat, geht man zum nächsten über. Zwar muss man jederzeit in der Lage sein, bei Bedarf den Hauptsträngen des entstehenden Gesprächs jeweils eine Vertiefung zu geben und vorbereitete Hauptpunkte einzuführen, es darf aber zu keinem Zeitpunkt der Eindruck entstehen, dass die Gesprächsleiterin unbedingt ihre Punkte abhaken möchte. Auch wenn die Vorbereitung jedes Mal so umfangreich sein sollte, dass man notfalls auch länger »Alleinunterhalter« sein könnte, ist Zurückhaltung angebracht, wenn das Gespräch noch gut im Fluss ist und eigentlich keine neuen Punkte nötig sind.

Mittel und Anschauungsmaterial, die zu einem bestimmten Thema passen, muss man sich mit der Zeit zusammen suchen und aufbewahren. Wenn einem Bilder, Zeitungsartikel, besondere Kleidungsstücke oder Küchengeräte auffallen, lohnt es sich, sie zu sammeln, ein neues Thema ergibt sich daraus oft von allein. Für Bilder und Zeitungsartikel hat sich hier ein Sammelordner bewährt, in dem man in Folien alles Interessante zu einem Thema unter dem entsprechenden Buchstaben aufhebt. Mit der Zeit gibt es da unter »K« zum Kaffee Bilder von Kaffeebohnen, Artikel über die Wirkung von Koffein in Medikamenten und Berichte von Wiener Kaffeehäusern des letzten Jahrhunderts. Ebenso sinnvoll ist es, sich im nahen Umfeld, nämlich bei den Bewohnern und Kollegen, nach Ausleihstücken zu anstehenden Themen zu erkundigen. Die Motivation der ausleihenden Teilnehmer steigt sehr, sich zu den Stücken auch zu äußern.

9.3 Aufbau und Steigerung des Selbstvertrauens durch Erfolgserlebnisse in der Gruppe

Teil des Konzeptes sollte es sein, die Teilnehmerinnen so viel wie möglich aktiv mit in die Vorbereitung und Durchführung einzubeziehen. Dazu eignet sich das Basteln der Gestecke und der Dekoration, manchmal auch das Vorbereiten von Verpflegung, aber auch das Tischdecken und vorlegen, das Kaffeeeinschenken und Abräumen. Bei Literaturgruppen könnte es auch einmal der Auftrag für einzelne sein, sich einen Artikel über einen Autor anzusehen und der Gruppe dann das Wesentliche zu erzählen, oder man bittet darum, Werbematerial zu einem bestimmten Thema zu sammeln. So entstand einmal eine große Collage zum Thema Zeit, weil einige Teilnehmer fleißig in Geschäften Prospekte von Uhren aller Art gesammelt hatten und mit diesen dann auch etwas gestalten wollten.

Es bringt viele Vorteile, mit einigen Teilnehmern im Vorfeld selbst die Dekoration zu basteln. Einmal hatten wir zum Thema »Wasser« 40 unterschiedlich große Papierschiffchen gefaltet, wozu natürlich auch ein »Fluss« gehörte, der um die ganzen Tische herumreichen sollte. Er war aus vielen, zügig in unterschiedlichen Blautönen gepinselten und wellig geschnittenen Tapetenresten zusammengesetzt. Das konnten auch weniger begabte Malerinnen gut leisten und es gab bereits einigen Spaß vorher, als eine auf die Idee kam, aus einem Klecks eine »Seespinne« zu entwickeln, worauf ein Krake und einige Fische folgten. Bis zur spannenden Frage, was denn so alles am Grund des Wassers liegen oder darin schwimmen könnte, war es nicht weit. Als eine Malerin fand, das Fahrrad aus der Zeitungsunterlage sehe aus, als habe es auch schon im Wasser gelegen, weil es so seltsame Formen hatte, wurde es ausgeschnitten und aufgeklebt.

Aus dieser etwas ungewöhnlichen Idee entwickelte sich beim Damentreff ein interessantes Gespräch über Umweltverschmutzung und es entlockte einer Teilnehmerin die spannende Geschichte, wie sie tatsächlich als junges Mädchen mitsamt ihrem Fahrrad in einen Fluss gefallen war und beinahe ertrunken wäre. Ein Nachbar fischte sie und auch das Rad heraus. Und auch nach so vielen Jahren war ihr Groll auf die Nachbarin noch nicht verflogen, die bei ihrem tropfnassen Anblick spontan ausgerufen hatte: »Ja mei, das schöne neue Radl wäre jetzt beinahe verloren gewesen. Gott sei Dank haben wir's erwischt!«

Wenn das Konzept Kaffee und Kuchen für die Gruppe vorsieht, eröffnen sich hier natürlich zusätzlich viele Möglichkeiten für ehemalige, tüchtige Hausfrauen, gelegentlich auch Hausmänner. Mit einigen rüstigen Teilnehmerinnen wurde für unsere Gruppe öfter eine Ladung Plätzchen oder Erdbeerkuchen gebacken, eine Rosenbowle kreiert oder Holundersirup angesetzt und ausgeschenkt. Dazu ist eine Stations- oder Teeküche nötig, einige willige Teilnehmerinnen und genug Zeit und Engagement der Gruppenleitung, das termingerecht vorher zu bewältigen. Aber jedes Mal war es eine große Bereicherung, denn die Möglichkeit, so wie vielleicht früher, Lob für Selbstgekochtes einzuheimsen, fällt bei älteren Damen mit der Aufgabe der eigenen Küche weg. Außerdem kommen dabei manchmal Erinnerungen an Hausrezepte wieder zum Vorschein, die beinahe schon vergessen wurden. In unserem Haus gab es zum Beispiel eine vom Besuchsdienst betreute Gruppe, die »Großmutterrezepte« mit den alten Damen sammelte und in gedruckter Form als Buch zum Verkauf für Besucher anbot.

Jeder sollte mit seinen Fähigkeiten zur Gruppe beitragen dürfen, ob durch Geschichten, Wortbeiträge, Basteln oder die Anfertigung von Gestecken. Die Gestecke wurden bei uns übrigens am Ende des Nachmittags verlost und sehr gern mit aufs Zimmer genommen.

Eigentlich sollte man für jeden Teilnehmer irgendeine Form der aktiven Beteiligung an der Gruppe finden können. Tischdecken und -abräumen wurde von den körperlich etwas rüstigeren Damen übernommen, oft unter Zuhilfenahme von Gehhilfen als umfunktionierte Servierwagen. Eine Teilnehmerin faltete immer die Servietten für die Platzgedecke auseinander. Ein für sie anstrengender Arbeitsgang, denn nach einem Schlaganfall waren ihre Hände recht ungelenkig. Ich zeigte ihr meine Freude über ihre Hilfe und schon bald kam sie eine Viertelstunde früher, damit sie »in Ruhe und ohne Zeitdruck ihre Arbeit« machen konnte.

Selbstwertgefühl kann stückweise aufgebaut werden, indem sich Teilneh-merinnen nach und nach trauen, immer längere Beiträge zum Gespräch einzubringen. Wobei gerade bei schüchternen Naturen drauf geachtet wer-den muss, dass die Rückmeldung positiv ist.

Eine Teilnehmerin wollte zuerst nicht in die Gruppe kommen, weil sie meinte, es sei ihr, trotz vielseitiger Interessen, nicht gegeben, ihre Ansichten, Meinungen und Erfahrungen vor Publikum auszubreiten. Deswegen habe es wenig Sinn, zu einer Gesprächsrunde zu kommen. Zweifelnd nahm sie trotzdem probehalber teil und war an den ersten beiden Nachmittagen auch nicht zu hören. Das änderte sich, als es bei Reisen um Souvenirs ging, und sie holte plötzlich während der Gruppe aus ihrem Zimmer eine Muschelkette, eine Schlangenhaut, Korallen und einen geflochtenen Panamahut. Sie hatte früher länger in Australien und Neusee-land gelebt und präsentierte nun stolz Teile ihrer Sammlung. In dieser Situation vergaß sie ihre Schüchternheit völlig und erzählte, wo und unter welchen Umstän-den sie zu den Souvenirs gekommen war. Von da an hörten wir öfter etwas aus ihrem Erfahrungsschatz.

9.4 Gegenseitiges Kennenlernen und Aufbau sozialer Kontakte

Immer wieder stellt man in Heimen fest, dass sich die Bewohner gerade einmal vom Sehen im Speisesaal oder vom Treffen im Lift und Treppenhaus kennen. Namen weiß man selten und wegen der vielen Besucher ist man oft nicht einmal sicher, ob es sich wirklich um einen Mitbewohner handelt oder nicht. Um einen Anlass zu geben, ohne Scheu nach dem Namen zu fragen oder seinen eigenen zu nennen, gab es in unserem Damentreff und auch im Literaturkreis für jede Teil-nehmerin ein aufstellbares Namensschildchen, das zu Beginn verteilt und am Ende wieder eingesammelt wurde.

Im Zeitalter des Computers sind diese Blankoschildchen sehr schnell gedruckt. Neben einer Rose oder anderen Blume wurde der Namen mit Filzstift geschrie-ben. Konzeptpunkt zum besseren gegenseitigen Kennenlernen war, dass jeweils zwei Damen kurz vor Beginn der Gruppenstunde das Austeilen übernahmen. Es ist daran zu denken, dass auch für neu hinzukommende Teilnehmer leere Schild-chen parat liegen! Nach zwei- oder dreimaligem Austeilen erhielten zwei andere Damen diese Aufgabe. Das hatte zur Folge, dass die Gäste sich öfter gegenseitig nach dem Namen fragten und auch von anderen darauf hingewiesen wurden: »Ach, die Frau Maier, Charlotte, die sitzt doch da drüben, ich bin die Annemarie

Maier!« Anfangs zierten sich die Austeilerinnen noch etwas, aber nachdem feststand, dass alle ihre Schwierigkeiten mit dem Merken von Namen hatten, ging es beim Austeilen recht stressfrei und fröhlich zu. Am Ende der Gruppe fanden sich immer ein oder zwei Damen, die die Schilder wieder einsammelten und manchmal sogar alphabetisch sortierten, um beim nächsten Mal etwas leichter fündig zu werden. Schildchen haben also ihre Vorteile, auch wenn sie nicht so groß beschrieben werden können, dass sie auf der gegenüberliegenden Seite eines Tischquadrates noch zu lesen sind. Die Nachbarinnen sehen, mit wem sie es zu tun haben und das Prozedere des Austeilens bringt jedes Mal Schwung in die Gesellschaft.

Mit der allgemeinen Unterhaltung werden individuelle Gespräche angestoßen, durch die man sich gegenseitig immer besser kennenlernt. Häufig stellen Teilnehmer in Gruppen überrascht fest, gemeinsame Vorlieben oder gleiche Geburtsorte zu haben. Das gibt Anlass zum Plaudern und dabei merkt man sich seinen Gesprächspartner besser, als wenn anonyme Themen besprochen werden. Man hört Geschichten über Familienmitglieder oder Haustiere, über lebensgefährliche Situationen oder Verluste. Und plötzlich ist das nicht nur irgendein Mitbewohner, man ist sich nicht mehr so fremd, sondern man kennt bereits persönliche Dinge als Anknüpfungspunkt für spätere Gespräche. Wenn auch vielleicht nicht auf Anhieb der Name hängenbleibt, dann eventuell doch die fünf Töchter oder die erfolgreiche Diät, auf jeden Fall das Gefühl, jemanden bekannten und vielleicht sogar vertrauten vor sich zu haben.

9.5 Abwechslung zum Alltag bieten und Spaß am Zusammensein vermitteln

Auch wenn das Kommunikationstraining erklärtes Ziel ist, darf man nicht aus den Augen verlieren, dass die Teilnehmer Spaß an der Unterhaltung haben sollen. Dazu müssen sie selbst zwar aktiv beitragen, aber es ist vor allem Aufgabe der Gruppenleitung, diese Freude am Zusammensein zu vermitteln. Wichtig ist es, dass die Zusammenkunft als interessant, abwechslungsreich und harmonisch empfunden wird und auch so in Erinnerung bleibt.

> Der Unterschied zur Normalsituation ist gewollt, denn angenehme Abwechslung belebt und baut auf. Das Gefühl, zu etwas »Besonderem« zu gehen, steigert das Selbstwertgefühl und lässt Einschränkungen durch Krankheit oder Behinderung wenigstens für kurze Zeit vergessen.

Um das »Außergewöhnliche« zu unterstreichen, fand der Damentreff zum Beispiel nur alle 14 Tage statt, was auch wegen der umfangreichen Vorbereitung durchaus sinnvoll ist. Wir konnten immer wieder beobachten, dass der Damentreff von unseren teilnehmenden Damen als gesellschaftliches Ereignis gewertet wurde, der Anlass für entsprechende Kleidung und sorgfältiges Frisieren war. Es gibt nicht mehr allzu viele Gelegenheiten, die einer durchschnittlichen Altenheimbewohnerin die Möglichkeit geben, sich dafür »fein« zu machen. Umso wichtiger ist es, ein Forum zu haben, für das sich das Hübschmachen lohnt. Wobei der »gute« Rock, den man eventuell auch zum Arztbesuch anzieht, eben auch schon eine Änderung gegenüber der Alltagskleidung ist, und allein das wertet die Gruppe bereits gegenüber dem normalen Hausalltag auf.

Für die Literaturgruppe war das Schild an der Türe wichtig: »Bitte nicht stören, Bücherwürmer brauchen Ruhe!« Sie fühlten sich einer Gruppe zugehörig, die eine ganz bestimmte Intension verfolgte und wollten das auch nach außen zeigen. Das Schild wurde auf Vorschlag und mit tatkräftiger Hilfe eines Teilnehmers geschrieben und gezeichnet, nachdem anfangs einige Mal Menschen den Kopf zur Tür hereinsteckten, die nur mal »schnell gucken« wollten. Der Wunsch nach störungsfreiem Ablauf wurde unterstützt von einer netten Zeichnung, auf dem ein »Bücherwurm« mit Hörrohr sichtlich erfreut irgendetwas Interessantem lauschte. Neue Teilnehmer durften natürlich gern zur Probe kommen, aber nach Absprache mit der Gruppenleiterin, die dann zuvor erst einmal eine Einführung in den momentanen Stand und den Ablauf der Gruppe geben konnte.

10 Wie kann man als Gruppenleiter Teilnehmer wirkungsvoll unterstützen?

Wir haben es in unseren Gruppen mit Menschen zu tun, die zwar alt und eventuell partiell eingeschränkt sind, jedoch über viel Lebensweisheit, Erfahrung und Erinnerungen verfügen. Dieser Tatsache muss immer Respekt gezollt werden und jede Hilfe mit entsprechender Zurückhaltung gegeben werden. Es gibt viele ältere Menschen, die es überhaupt nicht schätzen, an ihre Einschränkungen und ihr Alter besonders erinnert zu werden. Vor allem von sehr viel jüngeren Menschen und in Situationen, in denen man gern souverän und unabhängig wirken möchte, wie vor einer ganzen Gruppe.

Bietet man gezielte Unterstützung an, wie etwa Hilfe beim Hinsetzen, Kissen oder andere Hilfsmittel, dann immer mit Blick auf Grenzen und eine mögliche Ablehnung. Unterstützung, die allgemeine Probleme besser lösen hilft und die allen gemeinsam zugute kommt, kann sehr selbstverständlich und ohne Kommentar eingesetzt werden. Hierzu gehört das etwas lautere Sprechen genauso wie das Herumgehen mit einem Bild, damit jeder einen guten Blick darauf hat und es nicht nur aus der Ferne betrachten muss.

10.1 Seniorengerechte Ausdrucksweise

Wie schon erwähnt, ist die Sprache das gebräuchlichste Kommunikationsmittel. Unabhängig von den Inhalten kann die Gruppenleiterin den eigenen Umgang mit diesem Mittel verbessern, um die Aufnahme ihrer Informationen durch die Teilnehmer zu optimieren.

Als jüngerer Mensch ist man oft versucht, zu schnell und zu leise zu sprechen, jedenfalls nach dem Gefühl der älteren Menschen! Im Gespräch mit der Gruppe ist bewusst auf klare Aussprache zu achten, auf leicht erhöhte Lautstärke und etwas langsameres Sprechen. Es hilft, sich einmal aufmerksam eine Tonaufnahme von sich selbst anzuhören!

Oft ist der Wechsel von einem zum anderen Gedanken sehr rasch. Hier sollte man kurze Pausen einschieben, um dem Zuhörer Zeit zum Verarbeiten zu geben. Die Sätze dürfen nicht zu umfangreich sein, um die Merkfähigkeit der Zuhörer nicht zu sehr zu beanspruchen. Die Bedeutung eines Satzes erschließt sich erst, wenn man alle darin enthaltenen Informationen bewusst erfasst hat.

Um mehr Kapazität zu bekommen, behilft sich das Arbeits- oder Kurzzeitgedächtnis in der Regel damit, Wörter oder Satzteile zu »Chunks« zu verbinden, zu Sinneinheiten, die es zusammenfassend in kurzfristig abrufbarer Erinnerung behält. Die Erfassung von mehr als sieben bis acht Einheiten erfordert das zwischenzeitliche Bearbeiten der ersten Informationen. Das bedeutet Verknüpfen mit Ähnlichem, Einordnung in bekannte Strukturen und Abfragen von Zusammenhängen. Dabei können leicht nachfolgende Informationen verloren gehen, vor allem, wenn man sie nur hört.

Je älter, unkonzentrierter und ungeübter ein Zuhörer ist, desto geringer ist die Zahl der gleichzeitig erfassbaren Einheiten. Deshalb muss man beim Sprechen auf verständliche, kürzere Sätze achten, auch wenn das vielleicht den Verzicht auf besonders geschliffene Redewendungen und Details bedeutet.

Als Beispiel kann folgender Satz dienen:
- Je länger die Sätze sind, die man sich merken muss, um zu wissen, welche Bedeutungsinhalte angesprochen werden, je mehr unterschiedliche Chunks also enthalten sind, desto wahrscheinlicher wird es, dass der Satzsinn von den älteren Menschen nur in Bruchstücken oder falsch erfasst wird.

Er könnte in der verständlicheren Fassung lauten:
- Ältere Menschen erfassen komplizierte, lange Sätze mit vielen Inhalten oft unvollständig.

Beim Sprechen sollte man sich den Zuhörern immer voll zuwenden. Auch wenn man aus einem Buch vorliest, ist es angebracht, dieses so zu halten, dass das eigene Gesicht nicht nach unten zeigt, sondern dass man die Teilnehmer direkt ansehen und ansprechen kann. Besonders beachten muss man diesen Gesichtspunkt, wenn man mit nebenan Sitzenden spricht! Wie leicht vergisst man, dass schwerhörige, ältere Menschen häufig den Sichtkontakt zu den Lippen brauchen, um richtig zu verstehen.

10.2 Höflichkeit, Ermutigung und wertungsfreier Respekt

Eigentlich selbstverständlich, aber trotzdem erwähnenswert ist der höfliche und freundliche Umgangston. Es fällt sicher manchmal schwer, ein freundliches Lächeln zu zeigen, wenn man selbst aufgeregt ist oder unzufrieden mit dem Verlauf des Gesprächs und dem Kommentar eines Teilnehmers. Oft ist es so, dass viele in der Runde dasselbe empfinden. Als Gruppenleiterin ist man diejenige, die den Wechsel der Atmosphäre am meisten beeinflussen kann und soll. Die Klärung von sehr emotionalen Äußerungen darf nie den Teilnehmern überlassen werden. Empathie, Eingehen auf das Gegenüber, ist der mögliche Schlüssel zum Aufbau von Vertrauen und damit die Basis, auf der der etwas ungeübte Teilnehmer die ersten Schritte zu wirklicher Diskussion ohne persönliche Verletzung tun kann. Konfliktstoffe können immer auf unterschiedliche Weise behandelt werden. Aufgabe der Gruppenleiterin ist es, dafür zu sorgen, dass niemand sich ernsthaft beleidigt fühlen muss, sondern dass das Niveau immer auf die Sachebene zurückgeführt wird.

Um bei einem Menschen die Bereitschaft zum Sprechen zu fördern, ist es sehr hilfreich, sein Verhalten positiv zu verstärken. Das heißt, dass das Gefühl gegeben wird, der Beitrag zur Gruppenstunde war interessant, wertvoll, gut und für alle von Bedeutung. Nonverbale Annäherung auf emotionaler Ebene hilft mit bei der Unterstützung einzelner, gehemmter Gesprächsteilnehmer.

Ein ermunterndes Nicken oder ein direktes Anlächeln gibt vielleicht den letzten Anstoß, damit aus einem Wort ein Satz wird. Außerdem lernt die Gruppe schnell, sich auf den Angelächelten zu konzentrieren, man erteilt sozusagen einem bestimmten Teilnehmer »das Wort«. Natürlich kann das auch verbunden sein mit einem freundlichen, aufmunternden »Ja, Frau Müller?« Ebenso kann ein Weiterführen des Gesprächs durch eine fragende Geste erreicht werden, wie das Heben der Augenbrauen, oder durch unterstützende kleine Bemerkungen: »Ach, können Sie das näher beschreiben?«, oder: »Wie sehen Sie das denn?«

Plumpes, unangemessen hohes Lob oder sehr persönliche, wertende Urteile sind als positive Verstärkung genau so fehl am Platz wie drängendes Nachbohren, um noch etwas »herauszuholen«.

Ein Beispiel:
Einmal erzählte eine Teilnehmerin beim Thema Theater, wie sie es genossen hat, für die Mailänder Scala jedes Mal ein anderes, schickes Abendkleid mit passenden Handschuhen und hohen Schuhen anziehen zu können. Schon das Aussuchen und Ankleiden sei ein Vorgeschmack auf den kommenden Kunstgenuss gewesen. Natürlich hatte diese Bemerkung wieder verschiedenste Botschaften. Die Dame gab zu verstehen, dass sie kulturell interessiert war, ein bestimmtes Niveau schätzte, immerhin wohl mehrere Abendkleider besessen hatte und sich das Vergnügen der Scala nicht nur ein Mal, sondern öfter leisten konnte. Vielleicht war es ihr wichtig, sich gegen andere abzugrenzen, einer bestimmte Gesell-

schaftsschicht zugerechnet zu werden und auf diese Weise Anerkennung und eine Erhöhung des Selbstwertgefühles zu erfahren.

Man könnte auf diese persönliche Ebene einsteigen, den guten Geschmack loben, den man auch an ihrer jetzigen Kleidung erkennt, ihre Kenntnisse der Oper abfragen, um Gelegenheit zum »Glänzen« zu geben – aber besser ist es, den Inhalt als Basis für eine neue Gesprächswendung zu nehmen und ihr zu verstehen zu geben, dass sie damit einen guten Beitrag geleistet hat. »Da haben Sie jetzt aber ein bedeutsames Thema angesprochen, das wohl für uns Frauen immer brisant ist: Was ziehe ich an? Was glauben Sie, wie wichtig ist denn die Kleidung in Bezug auf das Theatererlebnis?«

Damit gibt man sowohl der Teilnehmerin als auch allen anderen in der Gruppe die Möglichkeit, weitere Punkte zur Kleidung als auch zum Theater anzusprechen. Oder man kann die Aufmerksamkeit auf Kleiderordnungen für bestimmte Gelegenheiten bringen: Gehört das Theater auch heute noch zu den Orten, wo besondere Kleidung gefragt ist, hat sich da etwas geändert? Wie trägt Kleidung zum Ereignis oder der Atmosphäre bei?

Erfolgserlebnisse sind die Grundlage zur Erhöhung des Selbstwertgefühles und des Vertrauens in die eigenen Fähigkeiten. Beiträge der Teilnehmer sollen deshalb immer ernst genommen und als Erfolg gewertet werden. Niemand muss sich für einen scheinbar nicht so gut passenden oder unkonventionellen Beitrag schämen. Man kann den Gesprächsbeitrag mit einem freundlichen »Das ist eine Möglichkeit, wie sehen es denn die anderen?« stehen lassen.

Kommentare, die sich direkt gegen einen Teilnehmer richten, müssen sofort relativiert und auf den sachlichen Inhalt zurückgeführt werden.

Wenn auf die kurze Abendkleiderzählung eine bissige Bemerkung der Nachbarin folgt, wie etwa:»Ja, das konnten Sie sich ja vielleicht leisten, aber wir mussten immer schwer arbeiten und hatten für so was überhaupt keine Zeit«, sollte man näher auf dieses »so was« eingehen. Man wird fragen, wozu und für wen wohl Theater gemacht wurde und wird, ob es wirklich nur als Vergnügen für die Reichen gedacht war und wie es mit den Ursprüngen aussieht (Jahrmarktvorstellungen, auf denen die Adligen auf die Schippe genommen wurden, Passionsspiele, Kasperltheater …). Dazu ist natürlich wieder eine fundierte Vorbereitung nötig, um die entsprechenden Hintergrundinformationen einfließen lassen zu können und die allgemeine Diskussion auf den neuen Punkt zu lenken.

Zur grundsätzlichen Unterstützung der Teilnehmer gehört es auch, dass niemand die Wertung seiner Beiträge befürchten muss. Besonders als Gruppenleiterin sollte man sich hüten, die Inhalte der Beiträge in die Schublade »gut« oder »schlecht«, »richtig« oder »falsch« zu stecken. Sowohl die Form eines Gesprächsbeitrages als auch der Inhalt ist so gut, wie es dem Teilnehmer möglich ist. Schlechtester Stil ist es, grammatikalische Verbesserungen vorzunehmen oder gar die Freiheit zur eigenen Meinung in Frage zu stellen: »Das ist aber so nicht richtig wie Sie das sagen, sondern es verhält sich folgendermaßen ...«. Gibt es scheinbare, inhaltliche Abweichungen von der Realität, so ist nichts dagegen einzuwenden, die Meinung anderer Teilnehmer einzuholen und diese dann auch mit Beispielen illustrieren zu lassen. Immer muss jedoch jede Ansicht als Ausdruck des eigenen Empfindens und der eigenen Denkweise respektiert werden. Was für den einen erlebte Realität in der Erinnerung ist, kann für den anderen objektiv gesehen unmöglich sein. Das liegt an den unterschiedlichen persönlichen Hintergründen und emotional gefärbten Abspeicherungen, die sich im Laufe eines langen Lebens ergeben.

So diskutieren heute viele Geschichtswissenschaftler mit den Zeugen der Fliegerangriffe auf Dresden, ob die erinnerten, grauenvollen Tieffliegerangriffe in den engen Straßen überhaupt in der Form möglich waren. Trotzdem ändert die offensichtliche Ungereimtheit nichts an der nachhaltig empfundenen, angstbesetzten und sehr emotionalen Erinnerung, die von vielen Überlebenden beim Reizwort Dresden abgerufen wird.

10.3 Gezieltes Eingehen auf den Einzelnen

Durch die Kenntnis biografischer Hintergründe kann ein Thema in die Richtung gelenkt werden, die für den einen oder anderen schüchternen Teilnehmer besonders vertraut ist. Zum Beispiel fing eine bis dahin stille Teilnehmerin plötzlich zu erzählen an, als ich beim Thema »Wasser« den Einsatz in Mühlen ansprach. Ich wusste, dass sie in einer Mühle aufgewachsen war und die Vorgänge in allen Einzelheiten kannte. Nach dem Lied von der Mühle und dem Müller am rauschenden Bach berichtete sie trotz ihrer Sprachschwierigkeiten über geizige Bauern, die versuchten, so viel Mehl als möglich herauszubekommen und den schlauen Müller, der es seinerseits mit vielen Tricks schaffte, das eine oder andere Scheffel Mehl zurückzubehalten.

Vor allem den in ihrer Sprechfähigkeit etwas eingeschränkten Menschen muss genügend Zeit gegeben werden, ihre Gedanken auszubreiten. Weder die Gruppenleiterin noch die anderen Teilnehmer sollten aus Ungeduld die Wörter vorwegnehmen. Man kann bei deutlichen Problemen schon einmal mit Wörtern aushelfen, aber weder Satzstellungen korrigieren noch die Sätze für den Sprechenden zu Ende bringen. Eine ganz kurze Zusammenfassung am Schluss reicht aus, um sicherzustellen, dass alles richtig verstanden wurde und für die Fortführung des Gespräches eine allgemeine Grundlage zu geben. Kurze, aufmunternde Feststellungen helfen bei Pausen, die durch offensichtliche Probleme bei der Wortfindung entstehen: »Das hört sich ja spannend an, erzählen Sie doch bitte weiter!« Sie geben der Sprecherin Sicherheit und gleichzeitig machen sie die restlichen Teilnehmerinnen darauf aufmerksam, dass sie sich in ihren Kommentaren und Verbesserungen zurückhalten sollen.

Bis man die Teilnehmer etwas genauer kennt, sollte man es vermeiden, direkte Fragen an Einzelne zu stellen. Im Allgemeinen ist es besser, eine offene Frage an die ganze Gruppe zu richten, deren Beantwortung sich nicht in einem Ja oder Nein erschöpft.

Aber um einzelne, sehr stille Teilnehmer etwas aus der Reserve zu locken, fand ich es recht nützlich, einfach zu beantwortende »Reihenfragen« einzuschieben. Um zum Beispiel die Diskussion über Sport etwas mit dem eigenem Hintergrund der Teilnehmer zu unterfüttern, fragte ich in die Gruppe: »War es denn zu Ihrer Zeit üblich, dass Mädchen Sport außerhalb der Schule betrieben haben? Etwa in einem Verein?« Wenn man dann die Teilnehmer der Reihe nach befragt, kann von einem verneinenden Kopfschütteln bis zum Erzählen über die Teilnahme bei Landeswettbewerben im Schwimmen alles Mögliche kommen. Das Zusammenfassen solcher Umfragen ist meist Ausgangspunkt für weitere Unterhaltungen, und man hat alle einbezogen, ohne den Einzelnen zu sehr zu nötigen, über den eigenen Schatten zu springen.

Bei 25 Teilnehmern kann man solche Aktionen schon aus Zeitgründen nicht sehr häufig machen, weil sonst Langeweile aufkommt. Aber als Übungsfeld für Schüchterne ist das sehr hilfreich! Im Übrigen ist so eine »Reihenfrage« auch sehr gut geeignet, die einzelnen Namen immer wieder einmal laut auszusprechen. Das hilft einem selbst und den anderen Teilnehmern beim Merken der Namen. Wobei man diese natürlich möglichst bald präsent haben sollte!

10.4 Empathisches Mitgehen, aber keine »Küchenpsychologie«

Bei allen Äußerungen, und vor allem bei der eigenen Reaktion darauf, sollte man das Kommunikationsquadrat von *Schulz von Thun* im Sinn behalten und versuchen herauszufinden, welche der übermittelten Botschaften dem Sprecher wohl gerade wichtig war. Das Anknüpfen an die verborgenen Inhalte unterstützt die Bereitschaft zu einem wirklichen Gespräch. Wobei aber immer ganz klar sein muss, dass Kommunikationsgruppen nichts mit psychologischen Gesprächsgruppen zu tun haben und man sich sehr sorgfältig davor hüten muss, in persönlichen Empfindungen der Teilnehmer herumzustochern. Es wird immer wieder einmal vorkommen, dass bestimmte Themen aufwühlend wirken und man muss bereit sein, die entstehenden Gefühle beruhigend aufzufangen und durch Überleitung zu allgemeinen Fragen wieder in ruhigeres Fahrwasser zu kommen.

> Wichtigstes Ziel ist es, dem Teilnehmer das Gefühl zu geben, dass er ruhig seine Meinung äußern darf, auch wenn sie unvollständig oder ausgefallen ist, dass seine persönliche Ansicht interessant ist und er selbst nicht bewertet wird. Die Wertschätzung des Einzelnen hat nichts zu tun mit den geäußerten Meinungen, seine Gefühle werden immer respektiert und mit der gebotenen Zurückhaltung behandelt.

2. Teil:
Beispiele für verschiedene Gruppen

1 Der Damentreff

Es handelte sich bei unserem Damentreff, trotz offensichtlicher Beliebtheit, nicht um eine »geschlossene« Gruppe, die in immer gleicher Zusammensetzung stattfand. Arztbesuche, Krankheit oder andere Verpflichtungen führten dazu, dass immer mal jemand abwesend war, der das nächste Mal wieder auftauchte. So waren es insgesamt etwa 35 Damen, die den Treff besuchten, im Durchschnitt aber, aus den genannten Gründen, »nur« jeweils 20 bis 25 Teilnehmerinnen.

Die Realisierung derselben Ziele wäre auch in einer permanenten Kleingruppe möglich, das Konzept würde dann jedoch sicher etwas abgeändert. Man könnte öfter einmal spezielle, die Themen betreffende Ausflüge planen, die Dekorationen mit allen zusammen herstellen oder gezielter auf biografische Eigenheiten eingehen. Auch wäre der Einschub von mehr Spielen oder Quizrunden möglich, ebenso der Einsatz von mehr Materialien für die Sinne zum Tasten oder Schmecken. Die Schlüsselfragen zu den Themen eignen sich aber exemplarisch für viele andere Gruppen und können dort auch in Teilen verwendet werden.

Die Vorschläge zu Dekoration oder Materialien sind beliebig zu reduzieren und sollen einfach Anregung für eigene Ideen geben. Je nach verfügbarer Zeit zur Vorbereitung kann einmal mehr, einmal weniger davon verwendet werden. Manchmal fehlt es einfach an der nötigen Ruhe für umfangreiche Vorarbeit. Dann empfiehlt es sich, auf Themen auszuweichen, zu denen man gutes Material zum Vorlesen hat, wie etwa Märchen. Trotzdem sollte man sich auch da die Zeit nehmen, vorher wenigstens Richtungen zur Vertiefung zu überlegen, bei etwas Übung gelingt dann auch die Formulierung von passenden Schlüsselfragen.

1.1 Mögliches Konzept und Ziele für den Damentreff

Vorbereitung:
Herstellen der Gestecke und Dekoration, manchmal Backen oder Kochen, Tischdecken und Dekorieren mit Hilfe einzelner Teilnehmerinnen

Ziele:
- Vorfreude wecken
- Aktive Einbindung auch schwächerer Teilnehmerinnen, Gelegenheit zu Erfolgserlebnissen geben
- Schaffung einer besonderen Erlebnis-Atmosphäre und unterstützenden Hilfe für Wortfindung und Assoziation

Individuelle Begrüßung der Damen beim Eintreffen
Ziel:
• Persönliche Atmosphäre schaffen, Auflockerung, Vertrauensbildung

Verteilen der Namensschilder durch jeweils zwei Damen
Ziele:
• Namentliches Kennenlernen untereinander
• Aktives Sprechen fördern, Hemmungen abbauen durch Fragen nach Namen
• Förderung von Kontaktaufbau

Servieren von Kaffee und Kuchen mit Hilfe der Teilnehmerinnen
Ziele:
• Soziale Fähigkeiten wieder üben (Gastgeberrolle)
• Wir-Gefühl aufbauen durch aktive Beteiligung

Gemeinsames Kaffeetrinken
Ziele:
• Förderung von Entspannung, Wohlfühlen
• Einstimmung ins Thema durch die Gelegenheit, sich über die Dekoration auszutauschen
• Zeit für zu spät kommende Teilnehmerinnen, sich problemlos zu integrieren

Einstieg ins Thema
Ziele:
• Das Thema in den Aufmerksamkeitsfokus bringen mit Hintergrundaufbau und Schaffung von Diskussionsgrundlagen
• Interesse und Neugierde wecken

Allgemeines Gespräch
Ziele:
• Aufbau von Selbstvertrauen durch Möglichkeit zur allmählichen Teilnahme am Gespräch
• Förderung von sozialer Zuwendung und besserem Kennenlernen durch Gedankenaustausch

Basisverbreiterung und Vertiefung
Ziele:
• Konzentrationssteigerung durch Intensivierung
• Einbeziehen von möglichst vielen Teilnehmerinnen durch Einbringen differenzierterer Gesichtspunkte

Gezieltes Training von Basisfähigkeiten

Ziel:

- Training kognitiver Fähigkeiten wie Wortfindung und -bildung, Merkfähigkeit, logisches Denken, Erfassung von Zusammenhängen, Denkflexibilität

Schluss

Ziel:

- Zusammenführung, ruhigen Ausklang ermöglichen,

1.2 Verschiedene Themen und mögliche Schlüsselfragen

1.2.1 Das Buch: Freund, Wegbegleiter oder Tischbeinersatz? (für mehrere Einheiten)

Mögliche Dekoration:

- Blumengestecke
- Einige besondere Bücher: eine alte Bibel mit handschriftlichen Einträgen; zur Diskussion über »unmoralische Bücher« vielleicht eine der vielen Ausgaben des Dekameron[1] mit einer Kette umwickelt, »gesichert« mit einem kleinen Vorhängeschloss
- Verschiedenste Krimis, Reiseführer, Bilderbücher, Kochbücher, Hörbuch
- Eine nachgemachte Schriftrolle
- Eine »Tontafel« mit assyrisch anmutenden Schriftzeichen (aus Ton oder Salzteig)
- Einige Wedel einer Papyruspflanze in einer Vase

Mögliche Materialien:

- Bilder von alten Pergamentrollen, Thora[2], vom Codex Manesse[3], von Spitzwegs[4] Bild »Der Bücherwurm«, von alten Bibliotheken

---

[1] Das Dekameron von Giovanni Boccaccio (1313–1375) ist eines der ersten Werke der Weltliteratur, in dem auch einfache Leute in ihren mittelalterlichen Alltagsleben und vor allem in ihren erotisch-komischen Verwirrungen geschildert werden.

[2] Die Thora (hebräisch = Gesetz) ist der grundlegende Teil der jüdischen Bibel und besteht aus fünf Büchern. Im Judentum genießt die *Thora* größte Autorität und Ansehen. Deshalb bildet das Vorlesen aus der *Thora* bis heute einen zentralen Bestandteil im jüdischen Gottesdienst (vgl. religion. geschichte-schweiz.ch/thora-pentateuch.html)

[3] Der Codex Manesse (auch *Manessische Liederhandschrift*) ist die umfangreichste und berühmteste deutsche Liederhandschrift des Mittelalters (vgl. de.wikipedia.org/wiki/Codex_Manesse). Die Manessische Liederhandschrift entstand in gotischer Schrift um 1300 in Zürich, sie umfasst die bis dahin bekanntesten Lieder. Autoren sind z. B. *Heinrich der Stauffer, Walter v. d. Vogelweide* usw.

[4] Carl Spitzweg (1808–1885) malte in kleinen Bildern die Welt des (Spieß-)Bürgers seiner Zeit.

- Schriftkopien (Frakturschrift[5], Russisch, Hebräisch, Arabisch, Japanisch, Koreanisch, Chinesisch, Ägyptisch, Bilderschrift …)
- verschiedene Papiere (handgeschöpftes Papier, Bütten, Seidenpapier, Pergamentpapier, Klopapier, Küchenpapier, Zeitung, Packpapier …)

Zum Vorlesen in Passagen geeignet:
- »Das Tagebuch der Anne Frank« (*Anne Frank*)
- »Die Stadt der träumenden Bücher« (*Walter Moers*)
- Text von *Manfred Ach*[6]: *»Ich kippte den Zettelkasten einfach auf den Tisch. Und ging daran, ein Buch zu schreiben. Unglücklicherweise hatte ich meine Brille verlegt und konnte die Zettel nicht lesen. Während ich die Brille suchte, wehte der Wind durchs Fenster und fegte die Zettel auf den Boden. Ans Telefon gerufen, hatte ich keine Möglichkeit dem Ordnungssinn meiner Schwiegermutter Einhalt zu gebieten. Als ich an den Schreibtisch zurückkehrte, hatte das Buch seine wahre Bestimmung bereits gefunden …«* (gefunden in der Seniorenzeitschrift »Herbstzeitlose«, Erlangen 9/2005)
- Zitat von *Plinius*[7]: »Kein Buch ist so schlecht, dass es nicht in irgendeiner Form nützen könnte.«

Hauptinhalte:
- Bücher (Form, Geschichte, Kultur, Arten)
- Bedeutung von Büchern, Buchdruck und Lesen
- Besondere Bücher, Tagebücher
- Grundwerkstoff Papier

Mögliche Schlüsselfragen:
Wie sieht ein Buch aus – wie würden Sie es jemandem beschreiben, der noch nie eines gesehen hat?
- Deckel, Einband, Umschlag, Buchblock aus einzelnen Seiten, Schrift (welche Schriften sind möglich?), vermittelt eine Information, Inhalt kann sehr unterschiedlich sein, sich über einen oder mehrere Bände ziehen

Sah ein Informationsträger denn schon immer wie ein »Buch« von heute aus? Welche Formen kennen Sie aus der Geschichte und anderen Kulturen?
- Steintafeln (in vielen Kulturen, z. B. Maya: Hieroglyphen, erst vor ca. 20 Jahren entziffert)

---

[5] Die Fraktur ist eine Schriftart aus der Gruppe der gebrochenen Schriften. Sie war von Mitte des 16. bis Anfang des 20. Jahrhunderts die meistbenutzte Druckschrift im deutschsprachigen Raum (vgl. de.wikipedia org/wiki/Fraktur_(Schrift)).

[6] Manfred Ach (geboren 1946) zeitgenössischer deutscher Schriftsteller.

[7] Plinius der Jüngere (61–113), römischer Senator und Schriftsteller.

- Buchenstäbe mit Einkerbungen (Skandinavien)
- Papyrusrollen (Ägypten): der längste bekannte Papyrus ist 40 m lang und liegt im Britischen Museum in London; seit dem 4. Jahrhundert v. Chr. fand eine Trennung in ca. 8 bis 10 m lange Rollen statt, wobei Rollen gleichen Themas in gemeinsamen Behältern aufbewahrt wurden; man könnte von einzelnen »Bänden« wie bei Buchreihen sprechen
- Pergamentrollen um einen Stab gewickelt als Schriftrolle (Rom, Griechenland)
- Tontafeln mit eingedrückten Schriftzeichen (Keilschrift in Mesopotamien seit ca. 3500 v. Chr., diente vor allem der bürokratischen Verwaltung und Auflistung von Lagerbeständen)

Was fällt Ihnen zum Begriff »Codex« ein?
- Von lateinisch caudex = Baumstamm
- »Codex« war die Urform des Buches im Mittelalter: Bereits in der Antike hatte man mit Wachs bezogene hölzerne Schreibtäfelchen. Sie wurden mit Fäden geheftet und in festem Einband aus Holz, Metall, oder Karton zusammen gehalten. Es gab reich geschmückte Exemplare aus Elfenbein, Metallbändern, Leder, Edelsteinen und Gold im Einband.
- Bekannte Codizes des Mittelalters (mit gehefteten Pergamentblättern): Codex Argenteus (lat. argentus = Silber), Codex Aureus (lat. = Gold), Codex Manesse
- »Codex« bezeichnete im römischen Reich auch die Gesetzessammlung,
- Codex bedeutet auch eine Sammlung von Regeln und Vorschriften, »Ehrencodex« (z. B. von Rittern, studentischen Verbindungen, Berufsständen wie Ärzte, Richtern etc.)
- Seit dem 4. Jhd. n. Chr. wurden viele Papyrusschriftrollen in Codizes (aus Pergament) übertragen. Texte, die nicht für wichtig erachtet wurden, gingen oft verloren (natürlicher Verfall von Papyrus, aber auch Brände in großen Bibliotheken, wo ungeschützte Papyrustrollen zuerst verbrannten)

Sicher waren Sie schon einmal in einer Bibliothek. Welche Vorstellungen und Namen tauchen bei Ihnen in Zusammenhang mit diesem Begriff auf?
- Bibliothek: Das Wort stammt aus dem Griechischen und bedeutet so viel wie Büchersammlung
- Größte Bibliothek der Antike war wohl die von Alexandria, sie soll über 700 000 Papyri enthalten haben. Es gab ein Gesetz, wonach jede Papyrusrolle abgeschrieben werden musste, die über den Hafen an Land kam. Angeblich wurde nur die Kopie zurückgegeben. Die Bibliothek von Alexandria brannte bereits im Altertum ab.
- Größte moderne Bibliothek ist wahrscheinlich die Herzog August Bibliothek in Wolfenbüttel. Ihr Bestand im Jahr 2006 waren 800 000 Bücher. Sie besteht seit 1572 und galt seit dem 17. Jhd. als achtes Weltwunder

- Berühmtes Bild: der Bibliothekar von Spitzweg
- Berühmte Bibliothekare: Giacomo Casanova (eigentlich bekannter wegen anderer Künste ...) Johann Wolfgang von Goethe, Friedrich Schiller, Jacob Grimm, Mao Zedong, Immanuel Kant, Laura Bush (amerikanische First Lady)
- Heutige Form der Bibliothek: digitale Speicherformen nehmen zu, Bedeutung der schriftlichen Aufzeichnungen wächst aber angesichts des voraussehbaren Zerfalls von digitalen Datenträgern (Lebensdauer von 20–30 Jahren)

Wie stand man bei Ihnen zu Hause zu Büchern, hat sich die Einstellung bei jungen Leuten heute geändert?

- Es wurde früher häufiger zu Hause vorgelesen, auch unter Erwachsenen
- Bücher waren wertvoll, Kinder durften meist nicht ungehindert an die »Erwachsenenbibliothek«
- Kinder haben heute viel mehr Möglichkeiten, an Bücher zu kommen (Schulbüchereien, Fahrbüchereien, oft eine Stadtbibliothek), früher konnten Kinder nicht so selbstverständlich Bücher ausleihen, es gab Bibliotheken oft nur in Städten, auf dem Land eher nicht
- Viele neue Medien ergänzen Bücher heute, manchmal verdrängen sie sie aber auch; man findet immer öfter Kinder und Jugendliche, die ungern ein Buch lesen und lieber vor dem Computer sitzen
- In vielen Kindergärten gibt es deshalb bereits die Bemühung um den Aufbau guter Beziehungen zu Büchern: Lesepatenschaften werden von ehrenamtlichen Vorlesern übernommen, oft sind das ältere Menschen, die ihre Freude am Lesen vermitteln wollen

Bücher sind langlebige Haushaltsmitglieder, manchmal begleiten sie mehrere Generationen. Welches Buch ist wohl das am meisten verbreitete und verkaufte Buch der Welt und warum?

- Die Bibel wurde der erste »Bestseller«, man vererbte sie oft, wichtige Familiendaten wie Geburten und Sterbefälle waren darin verzeichnet, damit sie nicht verloren gingen (Geburtsurkunden waren lange nicht üblich, Verzeichnisse in Kirchenregistern durch Brände gefährdet)
- Von Luthers Bibelausgabe wurden zwischen 1534 und 1574 etwa 100 000 Stück verkauft, eine unerhört große Zahl für das damals knapp 100-jährige Medium
- Die große Verbreitung erklärt sich aus mehreren Umständen: Die Bibel war Grundlage der christlichen Glaubenslehre vom späten Mittelalter bis in die Neuzeit in allen europäischen Schulen, Klöstern, kirchlichen Einrichtungen, auch in jedem besseren christlichen Haushalt. Lange lag sie sogar in Hotelzimmern parat

Kennen Sie den Herrn *Johann Gensfleisch*? Oder vielleicht eher den Herrn *Johann Gutenberg* und dessen sensationelle Erfindung?

- Er erfand die beweglichen, beliebig austauschbaren Metalllettern (vorher wurde eine ganze Seite aus Holz geschnitten oder von Hand kopiert)
- Er ist benannt nach seinem Haus, das am »guten Berg« in Mainz lag
- Sein Letternsatz umfasste 290 einzelne Zeichen (Alphabet und Sonderzeichen), die kombiniert und wieder verwendet werden konnten
- Das erste gedruckte Buch war die 42-zeilige Bibel (1456), seitdem wurde über 500 Jahre lang mit ähnlichen Lettern gedruckt. Heute hat sie der Offsetdruck[8] weitgehend abgelöst, oder es wird digital gesetzt und gedruckt

Zitat von Georg *Christoph Lichtenberg*[9]:
»Mehr als das Blei der Flinte hat das Blei des Setzkastens die Welt verändert.« Wie kann man das verstehen?

- Das einfache Volk lernte lesen, weil Bücher viel billiger wurden und damit war der Zugang zum Wissen nicht mehr nur der Elite zugänglich
- Ansichten politischer und religiöser Art konnten viel leichter verbreitet werden. Auch Minderheiten waren plötzlich in der Lage, ihre Meinung auf breiter Basis zu äußern
- Neuigkeiten kamen schnell unter die Leute (öffentliche Anschläge, Flugblätter), wodurch Adlige oft in Zugzwang gerieten
- Die ersten Bücher waren religiösen Inhalts (das Buch, das nach der Bibel bis ins späte Mittelalter am häufigsten verkauft wurde war »*de Imitatio Christi*« von *Thomas von Kempen*[10], dessen erste Auflage nur aus 99 Exemplaren bestand, dessen Folgeauflagen aber immer höher wurden)
- Bald folgten auch Romane und wissenschaftliche Bücher, die mit Holzschnitten, Kupferdrucken und Stahlstichen illustriert waren, was wiederum den Wissenschaften enormen Aufwind gab

Nicht jeder kann mit einem Buch etwas anfangen, man muss es auch lesen können. Warum ist diese Fähigkeit so wichtig?

- Erinnern Sie sich, wie Sie lesen gelernt haben, wie war es bei Ihren Kindern und Enkeln? (Vor- und Nachteile verschiedener Methoden – Buchstabieren oder Ganzwortmethode?)

---

8 Offsetdruck (Offset = Versatz) ist ein qualitativ hochwertiges Flachdruckverfahren, bei dem von einer Druckplatte über ein Gummituch als Zwischenträger auf den Bedruckstoff (Papier) indirekt gedruckt wird. Er ist das heute am meisten verbreitete Druckverfahren (vgl. www.druckerei-duennbier.com/offset01.htm)

9 Georg Christoph Lichtenberg (1742–1799) war ein deutscher Schriftsteller und der erste deutsche Professor für Experimentalphysik.

10 Thomas von Kempen, lat. Thomas a Kempis (1380–1471) war ein Augustiner-Mönch und Mystiker.

- Analphabeten gibt es auch in unserer Gesellschaft noch immer (laut UNESCO-Studie sind ca. vier Millionen Deutsche funktionelle Analphabeten, das heißt, sie können keine Straßennamen oder Formulare lesen)
- Lesen ist Voraussetzung für Lernen, Bildung und Information und zur Eingliederung und Teilhabe an unserer Gesellschaft zwingend nötig (Fahrpläne, Plakate, Straßennamen, Gebrauchsanweisungen, Aufschriften etc.)
- Erst Lesen (und Schreiben) machte Geschichtsaufzeichnung möglich und damit das genaue Festhalten eigener und das Studium von fremden Kulturen
- Wissenschaftliches Arbeiten wurde erst möglich, als man Wissen schriftlich festhalten konnte

Welche Bedeutung haben Bücher für Sie persönlich, was würde der Menschheit fehlen, wenn es keine Bücher gäbe?
- Unterhaltung, Ablenkung
- Kennenlernen anderer Anschauungen und Meinungen
- Information (Fachbücher wie Bestimmungsbücher, Reiseführer)
- Geistige Auseinandersetzung mit Ideen und Theorien
- Sammlung von Wissen aus der Forschung sehr vieler Menschen

Welche Arten von Büchern kennen Sie?
- Verschiedene Inhalte:
  Bilderbuch, Roman, Kinderbuch, Gedichtband, Liederbuch, Fachbuch, Lehrbuch, Schulbuch, Handbuch, Wörterbuch, Tagebuch, Rechnungsbuch, Sparbuch, Drehbuch, Kunstbuch, Sachbuch, Weißbuch, Schwarzbuch, Bestimmungsbuch, Kochbuch, Krimi, Lexikon, Biografie, Autobiografie, Monografie
- Verschiedene Machart:
  Taschenbuch, Hardcover, Broschüre, Block, e-Book (neueste Möglichkeit, sich Bücher auf den Computer zu laden und dort zu lesen), Loseblattsammlung (Gesetzestexte, die sich öfter ändern)

Welche Art von Büchern haben Sie früher gelesen, als Sie jung waren? Wie ist das heute mit den Unterschieden zwischen Büchern für Kinder und Erwachsene?
- Früher waren Bücher sehr dem tatsächlichen Alter des Lesers zugeordnet (»Das ist noch nichts für Dich«, oder: »Das ist doch Kinderkram«), heute sind fast alle Arten von Büchern auch Jugendlichen zugänglich. Viele Kinderbücher werden auch gern von Erwachsenen gelesen (Der kleine Prinz, Harry Potter)
- Komikbücher sind heute eine fest verankerte Gattung, früher gab es »Witzzeichnungen« oder Karikaturen nur als kleine Ergänzungen in Zeitungen, nicht als ernst zu nehmende Bücher

- Mädchenbücher (»Pucki«, Hanni und Nanni …) und Jungenbücher (Tarzan, Käpt'n Nemo …)

Ein Buch ganz eigener Art, im wörtlichen Sinn, ist das Tagebuch. Warum führt man Tagebuch, wer von Ihnen hat Erfahrung damit?
- Persönliches Tagebuch (um Leben festzuhalten, Sinn zu erkennen, Gedächtnis zu unterstützen, sich selbst über Zusammenhänge klarer werden)
- Offizielles Tagebuch wie Logbuch, Skript beim Film, wissenschaftliche Laborbücher (spätere, unabhängige Überprüfbarkeit, Gedächtnisstütze)
- Fahrtenbücher (Kontrolle)

Manche Tagebücher wurden berühmt, vielleicht kennen Sie eines als berührende Geschichte aus der Zeit des letzten Krieges?
- Tagebuch der Anne Frank. *Anne Frank* bekam 1942 ihr Tagebuch geschenkt, begann als 13-jährige zu schreiben, mit der Absicht der Dokumentation. Sie schrieb bis zu ihrem Tod 1945, einen Monat vor der Befreiung des Lagers Bergen-Belsen. Ihre Familie gab das Buch frei zur Veröffentlichung
- Hitlertagebücher: Die Fälschungen galten kurze Zeit als Sensation in einer Illustrierten, stellten sich aber schnell als reine Erfindung heraus und wurden sehr erfolgreich verfilmt (»*Schtonk*« mit *Götz George*)

Zitat von *Oscar Wilde*[11]: »Es gibt weder moralische noch unmoralische Bücher, Bücher sind gut oder schlecht geschrieben, sonst nichts.«
- Was sind unmoralische Bücher? Literatur, die früher als verwerflich galt, finden heute viele Leute harmlos (Dekameron, Kamasutra[12]). Wandel von Moral? Andere Schwerpunkte, Gewöhnung an öffentlich niedrigere Hemmschwellen?
- Sollen oder dürfen Bücher zensiert werden? Von wem? Hat das Nachteile oder Vorteile, ist es gerechtfertigt? (Bücherverbrennung in der Nazizeit/DDR, Ausschluss bestimmter Bücher für Kinder und Jugendliche)
- Weltliche Zensur gab es bereits 30 Jahre nach Einführung des Gutenberg-Buchdruckes: Die 1486 in Frankfurt gegründete, weltliche Zensurbehörde[13] sollte verhindern, dass die Massen unkontrolliert Zugang zu Information und Wissen bekamen. Zwar konnten die wenigsten einfachen Leute lesen, aber die Flugblätter enthielten vor allem Zeichnungen!

---

[11] Oscar Wilde (1854–1900), irischer Schriftsteller. Zu seinen Werken gehören Märchen und sehr erfolgreiche Romane (Das Bildnis des Dorian Gray).

[12] Das Kamasutra (ca. 300 n. Chr.) gilt als einer der einflussreichsten Texte der Weltkulturgeschichte über die erotische Liebe.

[13] Zusammen mit dem Rat der Stadt Frankfurt gründete der Kurfürst von Mainz, Erzbischof Berthold von Henneberg, die erste weltliche Zensurbehörde. Er wollte die Bücher unter strenge kirchliche Aufsicht stellen (vgl. www.ifla.org/IV/ifla61/61-gehh.htm).

- Kirchliche Zensur: Papstbulle verordnete um 1515, dass jedes Buch von Bischöfen vor dem Druck auf ketzerischen Inhalt geprüft werden musste, (protestantische Gebiete waren zuerst nicht beeinflussbar, mussten sich aber 1524 beugen, als die Bulle zum Reichsgesetz wurde)
- Religiöse Hintergründe oder politische Richtungen dienen oft als Vorwand, Bücher zu verbannen: in jüngster Zeit gab es z. B. gegen den Schriftsteller *Salman Rushdie* (»Die satanischen Verse«) Morddrohungen; ebenso gegen eine türkische Schriftstellerin, die unliebsame, geschichtliche Zusammenhänge zwischen Türken und Kurden thematisiert hatte

Grundlage für ein Buch ist heute meist ein Werkstoff, mit dem wir oft sehr nachlässig umgehen. Was ist das für ein Material und woher kommt es?

- Papier ist, laut Duden, ein Material, bei dem unterschiedlich lange Fasern ohne Bindemittel vernetzt werden
- Der Rohstoff ist organischer Herkunft: Papyrus wurde zuerst im alten Ägypten aus Fasern des Papyrusstängels hergestellt. Bis ins 20. Jhd. trug die »Spinnstoffsammlung« alte Baumwolle oder Leinenstoffen aus Privathaushalten für »Hadernpapier« zusammen, Seit 1850 stellte man jedoch vorwiegend Holzschliffpapier her, weil maschinelle Holzverwertung zu billigem Faserbrei möglich wurde. Die dabei verwendete Säure ließ Papier aber recht kurzlebig werden, viele Bücher aus diesem Zeitraum verfallen heute. Säurefreies Papier ist etwas Wertvolles
- Die Herstellung erfolgte früher vorwiegend in Papiermühlen (erste deutsche Mühle bei Nürnberg 1390) jedoch auch durch Handschöpfung aus Holzbütten (Büttenpapier), wie in vielen anderen Kulturen lange vorher

Welche Papiersorten kennen Sie und wofür verwendet man diese?

- Packpapier, Butterbrotpapier, Geschenkpapier (Einwickeln, Verpacken)
- Handgeschöpfte Papiere (für dekorative Zwecke, als Tapete, Bucheinband)
- Küchenpapier, Toilettenpapier, Taschentücher (zum Säubern)
- Schreibpapier, Zeichenpapier, Aquarellpapier (Malen, Schreiben, Kunst)
- Seidenpapier, Pergamentpapier (zum Durchpausen, für Kleiderschnitte)
- Ölpapier (zum Einwickeln und als Schutz gegen Feuchtigkeit)

Welches Material außer herkömmlichem Papier wurde noch zur Beschriftung und damit zur Informationsaufzeichnung benutzt?
- Stein (Speckstein im alten Ägypten 3000 v. Chr., heute noch für Grabmäler, Denkmäler)
- Schiefertafeln (für Schulanfänger, Kleinkinder,)
- Tontafeln bei den Assyrern und Sumerern
- Wachstäfelchen bei Römern und Ägyptern (vor allem für Kinder, aber auch erwachsene Schüler)

- Pergament hatte ab dem 2. Jhd. v. Chr. Vorrang vor dem antiken (billigerem) Papyrus, *König Eumenes v. Pergamon* verbesserte die Herstellung von Pergament aus ungegerbten Häuten entscheidend, sodass es durch Abschaben immer wieder verwendet werden konnte. Erst ab ca.1300 n. Chr. wurde auch in der Zivilisation Europas Papier verwendet
- Elfenbein und Jade (China, Japan)
- Seide und andere Stoffe (Japan, China, heute auf Fahnen und Kleidung)
- Baumrinde (bei Mayas, Azteken, Polynesien, Nepal)
- Fasernmischungen aus Algen, Bambus, Reisstroh, Seidelbast, Maulbeerbäumen (Japan, Korea, Himalaya)

1.2.2 »Der Mensch ist nur dort Mensch, wo er spielen darf« (Johann Wolfgang v. Goethe)

Mögliche Dekoration:
- Blumengestecke
- Verschiedene Spielbretter und Spielsteine, Würfel
- Kartenspiele, eventuell aufgefächert in alten Wurzelbürsten stehend
- Stilisierte Schachfiguren aus leeren Flaschen mit der Aufschrift: »Bauer« oder »König« oder »Dame«, jeweils mit einem kleinen Hinweis auf den Namen (Krone, Schleifchen, Weizenhalme …) auf einem großen, gewürfelten Brett
- Puppen (Spielpuppen, Kasperlpuppen, Sammlerpuppen, Barbipuppen …) machen sich gut mit Schildern in der Hand, auf dem ein Bezug zum Besitzer hergestellt wird (»Mein Kind nimmt mich mit ins Bett« – »Mein Kind mag meine schlanke Taille« – »Ich bin Sammlern viel Geld wert« …)
- Durchsichtige Säckchen mit Spielgeld (oder goldenen Schokotalern) und angeheftetem Lottozettel
- Ausgeschnittene, altmodische Ankleidepuppen aus Papier mit einigen passenden Kleidungsstücken

Mögliches Material:
- Bilder einer römischen Arena (z. B. Kolosseum) und Gladiatoren
- *Brueghels*[14] Bild der Kinderspiele (über 50 im Mittelalter beliebte Kinderspiele sind darauf zu finden)
- Roulette mit Chips
- Ausschnitte aus Spielzeugprospekten (große Traktoren, Steckspielzeug, Monster und Kriegsspielzeug, Lernspiele, Computerspiele für Kleinkinder, Babyspielzeug, Puppen)

---

[14] Pieter Bruegel der Ältere (1525/1530–1569), Maler der niederländischen Renaissance.

Zum Vorlesen von einzelnen Passagen geeignet:
* Der Spieler (*Fjodor Dostojewskij*)
* Pinocchio (*Carlo Collodi*)
* Des Knaben Wunderhorn (volkstümliche Kinderlieder, Kinderreime)

Hauptinhalte:
* Kinderspiele früher und heute
* Spielzeug
* Glücksspiel, das Spiel mit negativem Image

Spiele zur Auflockerung:
* Ein Seil oder ein dickes Band wird auf die Tische gelegt und zum Ring geknotet. An zwei gegenüberliegenden Stellen ist ein rotes bzw. ein grünes Tuch befestigt. Alle Teilnehmer legen die Hände mit den Handflächen nach unten auf das Seil, geben es auf Kommando »los« oder bei Einschalten von Musik nach rechts weiter. Als Stoppkommando kann das Ausschalten der Musik dienen. Derjenige, der das grüne Tuch unter den Händen hat, darf fragen: »Etwas aus der Luft?« (wahlweise aus dem Wasser oder von der Erde). Derjenige, der das rote Tuch unter den Händen hat, muss antworten. Es soll keine Doppelnennungen geben. Ziel: Innerhalb von fünf Minuten so viel unterschiedliche Begriffe wie möglich finden
* Reihum werden Vornamen aneinandergereiht. Man beginnt mit dem letzten Buchstaben des zuvor genannten Namens (Barbara, Anne, Edeltraut, Tina …)

Mögliche Schlüsselfragen:
Warum spielen kleine Tiere und kleine Menschen?
* Noch nicht entwickelte Fähigkeiten werden trainiert (motorische Geschicklichkeit und kognitive Fertigkeiten)
* Regelbefolgung wird spielerisch erlernt (Gesellschaft lebt auch nach Regeln)
* Umwelt wird nachgeahmt und damit Strukturen erfasst
* Eigene Stärken werden erprobt, Akzeptanz von Niederlagen wird geschult
* Soziale Umgangsformen werden geprobt, Beziehungen aufgebaut,
* Kreativität kann entfaltet werden, man erlebt Spaß und Vergnügen

Ist es »kindisch« zu spielen? Was unterscheidet Spielen von »ernsthafter, erwachsener« Tätigkeit?

- *Sigmund Freud*[15]: »Spiel ist eine natürliche Reaktion auf vorherige Spannungen und dient dem Abbau derselben«. Aggressives Potenzial kann auf ungefährliches Gebiet umgeleitet werden, gilt für alle Altersstufen
- Spaß beim Spiel als wichtiger Ausgleich auch zum erwachsenen, leistungsorientierten Berufsleben, Freizeitbeschäftigung zum Abschalten; hier bringt man Aktivität aus eigenem Antrieb ohne Zwang und Druck
- Soziale Beziehungen werden dabei gepflegt (in der Kartenrunde z.B.)
- Fiktive Abläufe können eigenes Wunschdenken umsetzen (Monopoly, Computerspiele)

Welche Arten von Spielen gibt es?

- Brettspiele: Halma, Mensch ärgere Dich nicht
- Geschicklichkeitsspiele Jojo, Reifen schlagen, Fadenspiele (in Afrika wurden 60 verschiedene entdeckt), Kreisel, Mikadospiel (als »Zitterwackelspiel« bereits vor 2000 Jahren bekannt, *Tacitus*[16] beschreibt es als germanisches Orakelspiel, erst Ende des 19. Jahrhunderts ist es wieder über Japan zu uns gekommen)
- Kartenspiele: Quartett, Mau-Mau, Schwarzer Peter, 17 und 4, Tarock, Patience, Poker, Skat, Rommé, Canasta
- Ballspiele mit unterschiedlichen sportlichen Regeln: Fußball, Handball, Basketball, Völkerball, Volleyball, Tischtennis, Faustball, Handball, Ball an die Wand schlagen (wobei Regeln häufig selbst aufgestellt werden)
- Hüpfspiele auf Kästchen (entstanden aus kultischen Handlungen: Kästchen symbolisierten die acht Planeten, dabei die letzten zwei den Wendekreis, später wurden sie in christliche Symbole umgewandelt: Himmel und Hölle …)
- Gruppenspiele mit Gesang und Reimen: »Laurentia, liebe Laurentia mein«, Brückenspiel, »Prinzessin in der Mitte«, »Armer schwarzer Kater«
- Würfelspiele waren bereits im alten Griechenland bekannt, lange Zeit neben Karten die beliebtesten Soldatenspiele (wenig Material nötig, man konnte um Geld spielen, beliebig lange auszudehnen, aber jederzeit unterbrechbar)
- Strategiespiele: Dame, Schach, Halma …

---

[15] Sigmund Freud (1856–1939), österreichischer Arzt und Tiefenpsychologe, der als Begründer der Psychoanalyse gilt.

[16] Tacitus (um 55–115), römischer Historiker.

Was haben Sie gespielt als Kind und vor allem wo und womit haben Sie gespielt? Finden Sie, Sie hatten Vorteile oder Nachteile in Ihrer Jugend gegenüber Ihren Enkeln?

- Unterschiede im Umfeld (Stadtkinder, Landkinder) waren früher viel ausgeprägter, auf dem Land mussten Kinder schon früh in der Freizeit arbeiten, soziale Unterschiede waren bedeutender (bei ärmeren Leuten gab es sehr wenig Spielsachen, oft selbst gebastelt in der Kriegsgeneration, reichere Familien hatten aber auch sehr teure Spielsachen: Puppenhäuser, Zinnsoldaten, Eisenbahnen, Schaukelpferde …)
- Heute gibt es wenig Spielplatz, der nicht bereits vororganisiert ist, es sind wenig eigene Ideen nötig, freier Spielraum in der Natur ist schlecht erreichbar
- Früher lud natürliches Umfeld als Spielplatz mehr zu motorischen Spielen draußen ein, es gab viel häufiger Spiele in Gruppen (heute eher Spielzeug für Einzelkinder, viel Lernspielzeug mit erklärtem pädagogischen Ansatz)

Was denken Sie über das Spielzeug der heutigen Kinder (Enkel)? Ist es völlig anders als Ihr eigenes oder kommt Ihnen das eine oder andere noch sehr bekannt vor?

- Kuscheltiere wie Hasen oder Teddybären (Herkunft des Wortes angeblich von Theodor Roosevelt, der Spitzname des amerikanischen Präsidenten lautete »Teddy«) gibt es noch immer in vielen Varianten
- Kriegsspielzeug hat sich dem Fortschritt angepasst (früher Zinnfiguren und Säbel, heute eher Gewehre, Maschinenpistolen …)
- Puppen sind nach wie in allen Varianten zu finden
- Eisenbahnen, Autos (auch für Erwachsene) gab es früher schon; heute jedoch vermehrt mit Akzent auf der elektronischen Ausführung
- Schaukelpferde sind nicht mehr so aktuell, aber für das Gleichgewichtstraining bei Kindern sind viele sportliche Variationen auf dem Markt (Skateboard, Roller)
- Schaukel, Kreisel, Reifen sind in anderen Ausführungen immer noch da
- Großen Marktanteil hat elektronisches Spielzeug, das es früher nicht gab

Es gibt umstrittenes, von Kindern heiß begehrtes Spielzeug wie Maschinenpistolen und Barbipuppen, wie denken Sie darüber?

- Kann man immer gegen Modetrends angehen? Soll man Kindern nur »gutes Spielzeug« schenken?
- Wozu braucht ein Junge seine Maschinenpistole, ein Mädchen seine Barbipuppe? (Um mit den anderen Kindern »mithalten« zu können?)
- Wie weit ist Spielzeug geschlechtsspezifisch und wie sinnvoll ist es, darauf einzugehen oder bewusst entgegenzuwirken? (Sind Mädchen generell uninteressiert an Chemiekästen, mögen Jungens keine Kochherde?)

Kennen Sie noch Abzählreime? Wozu sind die da?

- Sie unterstützen den Spielverlauf, einzelne Silben werden zum Abzählen verwendet, sind durch Reime gut zu merken und haben häufig Inhalte, die sich provokant gegen den erwachsenen »guten Geschmack« wenden:
  »Max und Moritz sind gegangen, haben einen Floh gefangen
  Ha'm ihn in den Mund gesteckt, ei wie gut hat das geschmeckt!«
  »Ich und Du, Müllers Kuh, Bäckers Esel, der bist Du …«
- Ursprünglich kamen viele Abzählreime aus magischen, heidnischen Riten (»Ist die schwarze Köchin da …«) und waren deshalb im Mittelalter in der Öffentlichkeit streng verboten:
  »Ist die schwarze Köchin da?
  Ja, ja, ja!
  Dreimal muss sie mitmarschieren,
  viertes Mal den Kopf verlieren,
  du kommst mit!«

Die schwarze Köchin symbolisierte die heidnische Göttin Hulda, ebenso wie auch die Frau Holle im Märchen, die angeblich im schwarzen Holunder wohnt und dort besonders wirksam wird. Im Wechsel der Jahreszeiten spendete Hulda großzügig segensreiche Früchte und Heilkraft. Im Winter, der vierten Jahreszeit, war der Holunder in seiner Kahlheit jedoch Todeserinnerung, das Maß zum Sarg wurde oft mit einem Holunderstab genommen und auf den Gräbern häufig ein Holunder gepflanzt. Nach altgermanischer Vorstellung war jeder Holunderbusch ein Tor zur Unterwelt, in die Frau Hulda als Todesbringerin einen Menschen ziehen konnte, wenn der sie erzürnt hatte.[17]

Im alten Rom gab es auch »Spiele«, die hatten aber ein anderes Format als heutige Spiele, da ging es um Leben und Tod! Was ist Ihnen davon bekannt?

- Als die ersten blutigen Spiele abgehalten wurden (160 v. Chr.) verließen die Zuschauer empört das Stadion, 100 Jahre später hatten sie sich daran gewöhnt. Nach dem Motto »Gebt dem Volk Brot und Spiele« diente das blutige Spektakel dazu, während dem auch Lebensmittel ausgeteilt wurden, von inneren Schwierigkeiten abzulenken. *Dio Cassius* als Zeitzeuge erwähnt, dass im Jahr 107 n. Chr. im Kolosseum 10 000 Kämpfer gegeneinander antraten. Oft waren das berufsmäßige Gladiatoren, aber auch dazu gezwungene Verbrecher, später Christen, Gefangene und wilde Tiere

---

[17] www.sungaya.de/schwarz/germanen/holda.htm und Dirx, R. (1968): Gaukler, Kinder, kluge Köpfe. Fackelträger-Verlag. Köln. S. 34.

- Am 1. Oktober 326 gelang es Kaiser Konstantin, die Anzahl der blutigen Spiele zu reduzieren, indem er alle zum Tod verurteilten Verbrecher zur Zwangsarbeit in die Bergwerke befahl und damit die Teilnehmerzahl drastisch verminderte. Dennoch gab es bis ins 5. Jhd. hinein Gladiatorenkämpfe

Eine Art von Spiel hat einen schlechten Ruf: Warum ist das Glücksspiel wohl einerseits so beliebt, andererseits verrufen? Wo liegt die Faszination?

- Der Ausgang hat überhaupt nichts mit eigenem Können zu tun, man ist damit nicht verantwortlich für das Ergebnis; die prickelnde Erwartung eines vielleicht kommenden Gewinns verführt zu unvernünftig hohem Einsatz
- Die Kirche verurteilte Glücksspiele schon früh als Sünde
- Heute ist eine übermäßige Fixierung auf Glücksspiele als Krankheit klassifiziert, (Spielabhängigkeit als therapierbare Persönlichkeitsstörung)
- Automatenspiel lädt bei vergleichsweise niedrigem Einsatz zu immer neuen Versuchen ein, aber grundsätzlich ist die Maschine auf eigenen Gewinn programmiert, der Spieler kann nur Unsummen verlieren
- Lottospiel: Ein in vielen Ländern staatlich unterstütztes Spiel, bei der es um relativ niedrige Einsätze bei hohem Einzelgewinn geht
- Pferdewetten, Hunderennen beschäftigen nicht nur die Spieler, sondern ganze Scharen von Wettbüros und »Brokern«, auch gesellschaftliches Ereignis
- Fingerspiel: ein in Japan äußerst beliebtes Spiel, bei dem von zwei Leuten gleichzeitig eine Zahl gerufen wird, wer die Summe der ebenfalls gleichzeitig hochgehaltenen Finger erraten hat, gewinnt. Das Spiel kann bei hohen Einsätzen Spieler ruinieren (europäische Variante ist das Kinderspiel: »Schere, Papier, Stein«, bei der jeweils ein Begriff von einem anderen geschlagen wird)
- Spielcasino: (ursprünglicher Wortsinn: Casino = Ort der Vergnügung venezianischer Landadliger) Chips werden hier als Geldsymbol eingesetzt, Croupiers überwachen und leiten die Spiele, staatliche Institutionalisierung fand bereits ab 1400 statt. Das 1. offizielle Spielcasino in Deutschland eröffnete in Frankfurt (bekannte Casinos stehen heute in Baden-Baden, Bad Ems – seit 1720, Wiesbaden, Monte Carlo und natürlich in Las Vegas)

1.2.3 So weit die Füße tragen ...!

Mögliche Dekoration:
- Blumengestecke (können in alten Kinderschuhen arrangiert sein ...)
- Auf einem silbernen Tablett ein alter Arbeitsschuh und vielleicht ein Ballettschuh, mit Knoblauch- und Petersiliendekoration (gegen Gerüche ...)
- An einer Wäscheleine: neben echten Schuhen (Babyschuhe, Hausschuhe) aus Papier, ausgeschnittene Stiefel in Originalgröße
- Socken aus Wolle, Baumwolle, Seide, Nylon
- Ausgeschnittene »Fußspuren« (jeweils linke und rechte) führen über die Tische

Mögliche Materialien:
- Bilder von chinesischen Lotusfüßchen und Dürers »Kuhmaulschuh«
- Wanderlieder auf CD, eventuell Liedertexte
- Bild von Reflexzonen auf der Fußsohle
- Fußpuder

Zum Vorlesen von einzelnen Passagen geeignet:
- So weit die Füße tragen (*Josef Martin Bauer*)
- Die Galoschen des Glücks (*Hans Christian Andersen*)
- Aschenputtel
- Zitat aus *Goethes* Wahlverwandtschaften: »Beobachtet man selbst eine alte Dame, die einen schönen Fuß hat, im Gehen, noch immer möchte man ihren Schuh küssen und aus ihrem Schuh auf ihre Gesundheit trinken«
- Zitat von *Balzac* über den Fuß der schönen *Blancheflor*: »Schmal war er und recht geschwungen, nicht länger als ein Hänfling, den Schwanz mit eingerechnet, kurz ein Fuß zum Entzücken, ein jungfräulicher Fuß: er verdiente, geküsst zu werden, wie ein Dieb verdient, gehängt zu werden. Ein feenhafter Fuß war es, ein lüstiger Fuß, ein Fuß über den ein Erzengel gestrauchelt wäre, ein verhängnisvoller Fuß, ein herausfordernder Fuß, ein Fuß, in dem der Teufel stak, so unschuldig er aussah, ein Fuß, der dazu aufforderte, zwei neue, ganz gleiche zu machen, um ein so schönes und vollkommenes Werk Gottes nicht aussterben zu lassen

Hauptinhalte:
- Bedeutung des Laufens
- Aufbau und Funktion von Füßen
- Gesundheit und Füße (Reflexzonenmassage)
- Schuhe und Strümpfe als modisches Beiwerk und als Schutz

Mögliche Schlüsselfragen:
Füße sind ein wichtiger, wenn auch nicht immer so beachteter Teil des Körpers, wozu brauchen wir sie?
- Zum Tragen das Körpergewicht
- Zum Fühlen des Untergrundes (eben, uneben, ansteigend, gerade, abfallend); sie geben entscheidende Impulse ans Hirn weiter, dadurch ist erst Gleichgewichtshaltung möglich
- Balancieren den Körper aus mit je 20 verschiedenen Muskeln; sorgen in automatischem Zusammenspiel mit den Gelenken für schwankungsfreies Gehen ohne Stürze (in Verbindung mit dem Hirn)

Warum ist für uns alle das »Gehen können« und Laufen so wichtig?
- Selbsthilfe im Alltag, Unabhängigkeit

- Eigenständig über Wege verfügen (Einkäufe, Arztbesuche, Besichtigungen)
- Kreislauf wird trainiert, die Muskulatur gestärkt
- Sauerstoffaufnahme erhöht sich, Lungenfunktion kann verbessert werden
- Laufen bringt gute Laune, man sieht etwas von der Umgebung

Welchen Stellenwert hatte das Wandern in ihrer Jugend?
- Gesellschaftliche Betätigung, sozialer Faktor (Familienausflüge, Vereine)
- Ideologische Verbrämung (Kultbewegung: die Wandervögel)
- Notwendigkeit (man ging öfter zu Fuß, häufig auch sehr lange, z. B. längere Schulwege)

Unser menschlicher Fuß ist etwas Einmaliges, an unsere speziellen Bedürfnisse Angepasstes, welche »Fortbewegungsmittel« kennen Sie z. B. aus dem Tierreich?
- Greifzehen: bei Affen (in Tansania entdeckte man 3,5 Millionen Jahre alte Spuren von zwei Erwachsenen und einem Kind mit affenähnlichen Greifzehen)
- Hufe: Alle Hufe sind umgewandelte »Zehen«, bei Pferden und Zebras (Unpaarhufer) etwas andere Hufe bei Kamelen, Schafen, Rindern (Paarhufer)
- Zehengänger: Elefanten gehen auf drei »Zehen«, der Rest des Fußes ist Polster
- Sohlengänger: Löwen, Katzen
- Schwimmfüße: Zehen mit Schwimmhäuten bei Wasservögeln
- Saugfüße: bei Geckos, Fliegen
- Flossen: gehtaugliche wie bei den Seehunden oder nur zum Schwimmen wie bei Fischen oder Delphinen
- Krallenfüße: bei Vögeln

Füße sind etwas sehr Kompliziertes, wie viel wissen Sie über den anatomischen Aufbau Ihrer Füße?
- Je 26 Knochen, 114 Bänder, 20 Muskeln, zwei Gelenke
- Ca. 2 000 kleinere und größere Nervenbahnen enden im Fuß (nicht sehr viel im Verhältnis zur Hand, aber genug, um Handfunktionen teilweise ersetzen zu können, wie bei z. B. Fußmalern oder Behinderten ohne Arme)
- Besonders belastbar für den lebenslangen Druck des Körpergewichts durch Längs- und Quergewölbe (wie die Kuppel eines gotischen Gewölbes)
- Hautlinien unter den Zehen könnten auch den Fingerabdruck ersetzen, sie sind genauso individuell
- Interessant: vor 50 Jahren endeten Damenschuhgrößen bei Größe 40, heute meist bei 42, im Guinessbuch der Rekorde steht ein junger Mann mit Schuhgröße 76 (Schuhlänge = 51 cm!)

Wir haben jetzt gehört, welche gut funktionierenden Wunderwerke die Füße eigentlich sind, aber es gibt auch viele Probleme damit ... Kennen Sie einige, vielleicht aus eigener, leidvoller Erfahrung?

- Schweißfüße (Abhilfe durch Deodorants, häufigen Sockenwechsel, Baumwollstrümpfe)
- Senkfuß (das gesamte knöcherne Gefüge verändert sich; es geht auch nach Abklingen der Belastung, wie langes Stehen, nicht zurück; meist Folge von genetisch bedingtem, schwachem Bindegewebe)
- Spreizfuß (oft Begleiterscheinung des Senkfußes)
- Plattfuß (eingesunkenes Längsgewölbe, Verschiebung und damit Abnutzung der Gelenke: Arthrose entsteht, mit Einschränkung der Bewegung, Schmerz)
- Halux valgus (X-Zehe, Ballen: große Zehe weicht im Grundgelenk nach außen ab, meist Folge des Spreizfuß, OP möglich)
- Gichtzehe (»Leiden der Schlemmer«) hat mit der Ernährung zu tun, der Purinstoffwechsel ist gestört, befällt meist Männer; Anfälle treten häufig in der zweiten Nachthälfte auf)
- Fußpilz (Desinfektion, mehr Männer als Frauen befallen, Übertragung durch Dermatophyten, die sich in der Hornhaut festsetzen, wachsen gut in feuchter Wärme, meist langwierige Behandlung)
- Hühneraugen (*Marcellus Empiricus*, 379 n. Chr., kaiserlicher Berater: »Das beste Mittel um Hühneraugen zu vertreiben, ist die Asche des verbrannten Schuhes mit Öl vermischt darauf zu streichen« ...!)
- Kalte Füße (Durchblutungsstörungen)

Unsere Vorfahren sind größtenteils barfuß gegangen. Warum haben wir das aufgegeben? Vorteile? Nachteile?

- Verletzungsgefahr ist heute sehr groß; Schuhe schützen den Fuß vor schädlichen Einflüssen im normalen Alltag, aber auch bei schwerer Arbeit
- Temperaturschwankungen (heißer Sand, Eis) sind wir nicht mehr gewohnt
- Spezielle Schuhe unterstützen die Funktion bei den hohen Ansprüchen heutiger Sportler (Kletterschuh, Skischuh, Laufschuh, Wanderschuh)
- Barfußlaufen trainiert die Fuß und Wadenmuskulatur mehr, der direkte Kontakt zum Untergrund lässt viel mehr Informationen darüber zu, sehr sinnliche Eindrücke werden weitergeleitet (Tannennadeln, Schlamm, Moos ...)

An Absatzhöhen scheiden sich die Geister in modisch orientiert oder gesundheitsbewusst. Wieso sind hohe Absätze so begehrt?

- Schuhe als Modeattribut waren für Frauen schon immer besonders wichtig; ein Chronist um 1790: »Die Stöckel machen den Frauen einen wollüstigen und in der Schwebe gehaltenen Gang«
- Hohe Absätze verlängern optisch das Bein; die Wadenkontur tritt deutlicher hervor, die Gesäßmuskulatur ist angespannt, der Gang wird graziler, die

Schrittlänge kürzer: alles Schlüsselreize für das andere Geschlecht. Marylin Monroe, als Sinnbild besonders augenfälliger Weiblichkeit, war oft Vorbild für Trägerinnen hoher Stöckelabsätze.

- Stöckelschuhe gehören ins Erwachsenen-Leben und sind damit heiß begehrte Bestätigung dafür, das Kinderdasein verlassen zu können
- Modische Kleidung verlangt nach Perfektion: farblich und stilistisch passende Schuhe ergänzen die restliche Bekleidung, liefern das »i-Tüpfelchen«; zu betont eleganter Kleidung passt ein bequemer, absatzloser Arbeitsschuh nicht so recht
- Nachteil: Hohe Absätze sind nach Meinung vieler Ärzte der Beginn vieler Rückenleiden, weil die Doppel-S-Krümmung der Wirbelsäule strapaziert wird, außerdem lastet das Gewicht ungünstig auf dem Vorderfuß und die Verletzungsgefahr der Knöchel durch Umknicken und Stolpern steigt

Füße bedeuteten in vielen Kulturen mehr als nur Fortbewegungsmittel. Haben Sie schon einmal etwas vom Lotusfüßchen oder Bundschuh gehört?

- »Lotusfüße«: das sind die durch sehr frühes, zusammenstauchendes Einwickeln erzielten winzigen Frauenfüße, die im alten China als Zeichen »guter Erziehung« und »guten Hauses« galten; die Frauen konnten nur noch trippelnd und unter Schmerzen gehen, was man besonders elegant fand; sie waren zeitlebens völlig unselbstständig, konnten den Männern nicht mehr »weglaufen«; bis ins letzte Jahrhundert hinein gab es diese Tradition
  Sehr interessante Bilder dazu auf http://de.wikipedia.org/wiki/Lotus
- »Bundschuh« war das Zeichen der Arbeiterklasse des Bauernaufstandes; im Gegensatz zu den sporenklirrenden Ritterstiefeln handelte es sich um derbe Schnürschuh; die Bauernkriege im 15./16. Jahrhundert standen unter diesem Symbol; der Schriftsteller *Ludwig Ganghofer* schrieb in seinem Roman »*Bauerntrutz*« darüber
- »Birkenstöckler« ist die etwas abschätzige Bezeichnung von besonders naturverbundenen Menschen, so genannt nach den Gesundheitsschuhen gleichen Namens, die mit ausgearbeitetem Korkfußbett weltweit verbreitet sind; der Name war zeitweise ein abfällige Bezeichnung für die Anhänger grüner Parteien

Welche Arten von Schuhen kennen Sie?
Bettschuhe, Hüttenschuhe, Lackschuhe, Jagdstiefel, orthopädische Schuhe, Gummistiefel, Winterstiefel, Überschuhe, Galoschen, Steppschuhe, Holzschuhe, Pantinen, Filzschuhe, Keilschuhe, Schlittschuh, Rollschuh, Strohschuhe, Sandalen, Sandaletten, Fußballschuhe, Sportschuhe, Joggingschuhe, Wanderschuhe, Gymnastikschuh, Tanzschuhe, Ballettschuhe

Sie erinnern sich sicher noch, als Sie »endlich« Nylonstrümpfe anziehen durften. Was trugen Sie als Kind gewöhnlich an den Beinen?
- Strumpfhosen, Strümpfe und Leibchen (auch Jungen)
- Gestrickte kurze und lange Strümpfe (oft selber gestrickt)
- Früher wurden »Nylons« gestopft und Maschen aufgenommen, weil es ein wertvoller Artikel war, heute sind sie eher Wegwerfware

Fußreflexzonenmassage ist eine Form der Einflussnahme durch den Fuß auf den Körper. Haben Sie schon einmal davon gehört oder selber profitiert?
- Der Körper wird senkrecht in zehn Zonen eingeteilt, links und rechts von der Mittellinie je fünf; diese setzen sich nach unten in den Füßen fort. Der Fuß spiegelt so den Körper wider: z. B. Zehen und Ballen den Schulterbereich, Hohlfuß den Bauchbereich usw.
- fachgerechte Massage des Fußes soll Organe beeinflussen, Eigenmassage mit Holzrollen, Igelbällen möglich

Sprichwörter und Redewendungen mit Füßen und Schuhen:
- Umgekehrt wird ein Schuh draus
- Wissen, wo der Schuh drückt
- Er ist es nicht wert, Dir die Schuhriemen zu lösen
- Staub von den Füßen schütteln
- Mit einem Fuß im Grab stehen
- Sich die Füße vertreten
- Keinen Fuß mehr über die Schwelle setzen
- Einen Fuß in der Tür haben
- Jemandem den Kram vor die Füße werfen
- Das Recht mit Füßen treten
- Mit dem linken Fuß aufgestanden sein
- Kalte Füße bekommen
- Jemanden den Fuß in den Nacken setzen
- Auf gutem Fuß mit jemandem stehen
- Jemandem etwas in die Schuhe schieben
- Das ist ein alter Schuh
- Wem der Schuh passt, soll ihn anziehen

1.2.4 Sag mir, wie die Zukunft wird … Aberglaube oder Lebensgrundlage?

Mögliche Dekoration:
- Blumengestecke
- Ausgeschnittene Horoskope aus Zeitschriften
- Transparente Glaskugeln (Weihnachtskugeln) auf Spitzendeckchen

- Räucherstäbchen für eine »übersinnliche« Atmosphäre
- Ausgeschnittene, große, grüne, vierblättrige Kleeblätter, Hufeisen
- Kaffeetassen mit gebrühten Teeblättern (zum »Weissagen«)

Mögliche Materialien:
- Bild mit Einteilung der Hand in Handlinien
- CD, Schlager von Catherina Valente: Que sera, sera …
- Horoskope aus der Zeitung
- Einfaches Bild von der Anordnung der Tierkreiszeichen
- Tarokarten

Zum Vorlesen von einzelnen Passagen geeignet:
- Der neue Weg zu den Prophezeiungen des Meisters Nostradamus (*Guillaume Thonnaz*)
- Kassandra, Gedicht von *Friedrich Schiller*
- Dornröschen
- Mein parapsychologisches Fahrrad, und andere Anlässe zur Skeptik (*Gero von Randow*)
- Das große Buch der Magie (*Susan Bosanko*)
- Zitate:
  Alles Zukunft erraten, ist wie gemalter Braten! (*Joachim Ringelnatz*)
  Früher war die Zukunft auch besser! (*Karl Valentin*)
  Ach, dass der Mensch so häufig irrt
  Und nie recht weiß, was kommen wird! (*Wilhelm Busch*)

Hauptinhalte:
- Zukunftsprognosen (Bedeutung, Geschichte und Geschichten)
- Magie, Okkultismus, Esoterik
- Verschiedene Arten der Deutung (Astronomie, Astrologie, Handlesen)

Mögliche Schlüsselfragen:
Sicher haben Sie auch schon mal in ein Horoskop geschaut. Was ist das eigentlich?
- Eine Vorhersage für die Zukunft einzelner Menschen auf Grund der Geburtsdaten; das Horoskop kommt aus dem Bereich Astrologie und bezieht sich auf die momentane Stellung der größten Himmelskörper bei der Geburt eines Menschen

In allen menschlichen Kulturen findet man Zukunftsdeutungen und Versuche, Schicksal und Zukunft vorhersagen zu können. Warum ist das wohl so?
- Um die Angst vor der Zukunft durch Wissen um das Kommende zu reduzieren, vorsorgen oder gegenlenken zu können

- Um einer bestimmten Sache nach zu helfen durch ein Mittel (Liebeszauber, Fruchtbarkeitssteigerung beim Vieh, Wetterbeeinflussung)

Welche alten Bräuche kennen Sie, die zur Vorhersage der Zukunft dienen?
- Bleigießen zu Silvester: Die bizarren Figuren sollen die Zukunft des Gießers zeigen
- Wetter deuten: Am Dreikönigstag werden 12 Weizenkörner für die 12 Monate am Abend vor den Ofen gelegt, je weiter weg sie am Morgen gesprungen sind, desto besseres Wetter wird es im jeweiligen Monat geben
- Heiratskandidaten erraten: Unverheiratete Mädchen sammelten in der Dreikönigsnacht eine Handvoll Späne im Dunkeln vor der Tür, war deren Zahl beim Nachzählen im Hellen durch zwei teilbar, gab es im selben Jahr Hochzeit
- Unverheiratete Mädchen schälen einen Apfel: Wenn die Schale runter fällt, bildet sie den Anfangsbuchstaben des zukünftigen Ehemannes
- Tiere befragen: In der 12. Nacht nach Weihnachten um Mitternacht kann das Vieh im Stall nach der eigenen Zukunft im nächsten Jahr befragt werden
- Kuckucksrufe zählen im Mai: So viele Jahre wird man noch gut leben

Hellsehen ist eine Sache, die schon im Altertum sehr gefragt war, es gab schließlich noch keine Wettervorhersage in der Zeitung oder Wahlprognosen im Fernsehen. Kennen Sie einige antike Quellen des Wissens um die Zukunft?
- Orakel: Sie offenbarten den Willen eines Gottes in Bezug auf eine bestimmte Sache durch einen Mittler und erfüllten früher die Funktion heutiger Zukunftsforscher. Sie gaben Entscheidungsträgern Mittel an die Hand, ihre Entscheidungen zu rechtfertigen. Bekannt war das Orakel von Delphi: Das Medium *Phytia* wurde vermutlich durch Dämpfe aus einer Erdspalte in Trance versetzt; Priester interpretierten für die Ratsuchenden die Aussagen gegen Bezahlung
- Hellseher: Er kann angeblich durch eigene hellseherische Begabung die gewünschten Informationen erlangen. *Kassandra*[18] sah den trojanischen Krieg voraus; *Madame Buchela*[19] sagte Adenauers Wahlsieg voraus und half angeblich in einigen Mordfällen. Die sehr deutungsbedürftigen Verse des Nostradamus[20] dienen vielen Menschen als Voraussagen für Kriege und Seuchen
- Prophet: Er macht bestimmte Voraussagen, die manchmal durch das Verhalten der Menschen verhindert werden können (Bibel) oder er verkündet religiöse Weissagungen, die in der Zukunft eintreffen werden (Moses, Abraham, Mohammed)

---

[18] Figur der griechischen Mythologie.
[19] Madame Buchela (1899–1966), bekannte Hellseherin.
[20] Nostradamus (1503–1566), berühmt für seine Prophezeiungen.

Magie, Hexerei und Zauberei – nur etwas für Märchen oder gibt's Zusammenhänge mit dem täglichen Leben?

- Magie: (vom griechischen mageia) bezeichnet die Versuche, geistig intuitive Fähigkeiten einzusetzen, um sowohl im Diesseits als auch im Jenseits bestimmte Veränderungen zu bewirken. Magie gab es in Variationen in allen Zeiten und Bevölkerungsschichten, von Ethnologen und Anthropologen als kulturelles und soziales Phänomen interpretiert
- Okkultismus: (vom lateinischen occultus = verborgen, geheim), Teilbereich der Esoterik, bezeichnet im abwertenden oder neutralen Sinn Bereiche der Magie (vom griechischen esoterus = das Innere), war ursprünglich eine immer nur einem bestimmten, inneren Personenkreis geläufige Lehre, in Orden, Logen, Schulen, Verbänden, (Stichworte: Kabbala, Gnosis, Alchemie, Rosenkreuzer, Freimaurer)
- Parapsychologie: versucht außersinnliche Wahrnehmungen (Telekinese, Hellsehen, Teleportation) mit wissenschaftsorientierten Methoden zu untersuchen, ohne sie grundsätzlich in Frage zu stellen, PSI-Phänomene werden von Wissenschaftlern jedoch nicht als real existent angesehen
- Hexerei diente der Kirche im Mittelalter als Vorwand, Frauen und Männern als angebliche Hexen und Zauberer zu verfolgen (interessant dazu einige überlieferte Berichte aus Hexenprozessen z. B. aus dem »*Hexenhammer*«)
- Heutige Zauberer als Showgrößen: Siegfried und Roy, David Copperfield erfolgreich durch die Faszination, die von nicht unmittelbar erklärbaren Vorgängen ausgeht

Astrologie soll bei der Bewältigung der Lebensprobleme helfen. Wie ist Ihre Meinung dazu?

- Astrologie dient manchen Menschen als weitgehende und umfassende Deutung der Zusammenhänge zwischen Himmelskörpern und Schicksal der Erdbewohner
- Fernöstliche Astrologie: Jedes Jahr entspricht einem Tier, alle zwölf Jahre wiederholt sich die Reihenfolge (Jahr des Hundes, des Schweins …)
- Kann eine allgemeine Aussage für einen individuellen Menschen gelten?

Was ist ein Sternkreiszeichen? Wissen Sie vielleicht Ihr eigenes Tierkreiszeichen und welche Bedeutung hat es für Sie?

- Zugrunde liegt die altertümliche Vorstellung, dass sich die Sonne um die Erde dreht; den vorgestellten Kreis der Sonne um die Erde in einem Jahr unterteilt man in zwölf gleiche Teile, jeder Bereich bekommt einen Tiernamen und ist ein Sternkreiszeichen (Zusammenhang mit bestimmten Fix-Sternen, die während des Jahres an immer anderen Positionen des Himmels zu sehen sind)

- Häuser: Jedes Teil des Kreises wird von einem bestimmten Planeten beherrscht; es stimmt mit dem Tierkreiszeichen meist überein, reicht aber manchmal in ein benachbartes Tierkreiszeichen
- Früher war das Sternkreiszeichen wichtiges Persönlichkeitsmerkmal: *Paracelsus*[21] meinte, dass ein guter Arzt auch ein guter Astrologe sein muss, um seinem Patienten wirklich helfen zu können!
- In vielen Kulturen war die Befragung eines Astrologen wichtig, um für Heirat, Kriege und Feiern den richtigen Zeitpunkt herauszufinden
- Auch in unserem Kulturkreis meinen manche Menschen heute noch: Wenn das Sternzeichen nicht zusammen passt, wird es eine unglückliche Ehe sein

Tierkreiszeichen sollen Einfluss haben auf den Charakter und bestimmte Eigenschaften, was halten Sie davon?
- Widder (mutig bis aggressiv)
- Stier (geduldig, aber stur)
- Zwillinge (geistreich, ruhelos)
- Krebs (beschützend, oft launisch)
- Löwe (selbstbewusst, aber tyrannisch)
- Jungfrau (klar im Denken, auch pedantisch)
- Waage (diplomatisch, aber unentschlossen)
- Skorpion (erfinderisch, aber skeptisch)
- Schütze (optimistisch bis unrealistisch)
- Steinbock (logisch denkend, aber intolerant)
- Wassermann (idealistisch, auch überdreht)
- Fische (gefühlvoll, auch übermäßig vorsichtig)

Die Menschen versuchen seit jeher, die Zukunft mit bestimmten Medien zu deuten, kennen Sie einige der Mittel und Prozeduren dazu?
- Karten: Beim Tarock (französisch Tarot) haben einzelne Karten bestimmte Bedeutungen; die Reihenfolge beim Aufdecken ist wichtig, ebenso die Lage einzelner Karten in Bezug auf andere. Besonders beliebt war das Kartenlegen als Wahrsagemittel bei den französischen Okkultisten im ausgehenden 18. Jahrhundert
- Hand: Die Hand wird in bestimmte Zonen eingeteilt und betrachtet; Form und Lage der charakteristischen Handlinien sind wichtig, geben angeblich Auskunft über Person, Schicksal und Zukunft (Lebenslinie, Venuslinie …)
- Numerologie: Zahlensymbolik bedeutet einigen Menschen sehr viel; bestimmte Glücks- oder Unglückszahlen (kein 13. Stockwerk in Hotels!) sollen das Schicksal beeinflussen, oft ist umfangreiche Rechenarbeit nötig

---

[21] Eigentlich *Theophrastus Bombastus von Hohenheim* (1493–1541).

- Würfel: (Lammknöchelchen im Altertum hatten bereits die benötigte, viereckige Grundform) manchmal dienten Organteile aus Opfertieren zur Vorhersage der Zukunft, oder auch bestimmte Zahlenkombinationen aus den persönlich geworfenen Würfen mit Würfeln und Knochen
- I-Ging: Buch der Wandlungen, altes chinesisches Deutungsbuch aus dem 3. Jahrhundert v. Chr. Yin (das männliche Symbol) und Yang (das weibliche) sind wichtig, daneben 64 Symbole aus jeweils drei Zeilen (es gibt durchgezogene und unterbrochene Striche, der Code ähnelt entfernt einer Computersprache, was bei dem Alter doch erstaunt)
- Pendeln: mit Eheringen, Anhängern, Kupferkugeln soll die Zukunft durch den Ausschlag gedeutet werden
- Teeblätter oder Kaffeesatz: dienen als Grundlage zur Zukunftsdeutung
- Tischrücken: durch einen geschlossenen Handkreis auf dem Tisch soll Verbindung aufgenommen werden zu Geistern (in gehobenen Kreisen des 19. Jahrhunderts eine beliebte Nachmittagsunterhaltung mit Nervenkitzel)

Bei Dornröschen im Märchen sind Vorhersagen von entscheidender Bedeutung. Was bewirken Vorhersagen wohl im realen Leben?
- Dornröschen wurde trotz Verbannung aller Spindeln von einer solchen gestochen; man kann daraus auf den Glauben an die Unentrinnbarkeit vor dem Schicksal schließen
- Leicht beeinflussbare Menschen könnten sich mit ihren Handlungen an den Voraussagen orientieren, ohne wirklichen Bezug zum realen Leben
- Angst vor der Zukunft könnte verstärkt werden oder das Gefühl, nichts ändern zu können
- Für viele Menschen überwiegt der Unterhaltungswert

1.2.5 Was die Großmama noch wusste!

Mögliche Dekoration:
- Blumensträußchen in Biedermeierform (mit Rosetten aus Tortendeckchen)
- Wärmflaschen aus Gummi oder noch besser aus Metall
- Altes Bügeleisen, Waschbrett, Petroleumlampe
- Altes Küchengerät (Kochlöffel, Schaumschläger, Kuchenformen, Kaffeemühle) kann an einer Leine aufgehängt werden
- Spinnrad oder Webrahmen, auch ein Klöppelkissen wäre schön
- Ein Gugelhupf
- Als Untersetzer an Spitzendeckchen erinnernde Scherenschnitte (Sternfalttechnik) oder viereckige Tortendeckchen

Mögliche Materialien:
- Verschiedene Kräutertees, Lavendelsäckchen zum »Schnuppern«
- Klöppelspitze, gehäkeltes Spitzendeckchen
- Alte Kaffeemühle mit Kaffeebohnen zum Mahlen
- Packung Sunil oder Persil (heißt heute noch genauso wie vor 50 Jahren)
- Rezept für selbst gemachtes Waschpulver: 10 L Wasser, 1 L Buchenasche, Röhrenknochen, zwei Hand voll Eierschalen, etwas Harz, Talg, 250 g Soda

Zum Vorlesen einzelner Passagen geeignet:
- Rotkäppchen
- Was die Großmutter noch wusste *von Katrin Rüegg* und *Werner O. Feißt*
- Großmutter von *Bozena Nemcová*
- Großmutter (nach einem neueren Gedicht, Autor unbekannt)

Wisst Ihr denn noch, wie es damals so war?
Großmutter, mit ihrem schlohweißen Haar,
im Lehnstuhl zufrieden, das Strickzeug zur Hand,
Perlon hat damals noch niemand gekannt.
Im bauschigen Rock aus wollenem Tuch,
am Tisch lag wie immer ihr Bibelbuch.

Und kamen die Enkel dann müd' von der Straß'
und baten: Großmutter, bitte, erzähl uns doch was,
da lachte sie mit zahnlosem Mund
erzählte die Märchen so manche Stund.
Ja, Großmutter mit ihrem Häubchen im Haar
betreute die Kleinsten vom ersten Jahr

Wie steht's mit unserer Großmama heut?
Nur wenig erinnert an frühere Zeit!
Ihr Haar trägt sie nun dauergewellt,
ist zum Friseur und Kosmetik bestellt.
Der Rock, je nach Mode, mal kurz oder lang
Dank Fitnessstudio ist ihr da nicht bang.

Sie sitzt nicht im Lehnstuhl und ruht sich da aus,
nein, meist findet man sie ja gar nicht zuhaus'.
Sie macht ihre Reisen per Bus oder Bahn,
Mallorca, Kanaren, auch Spanien ist dran
Sie fährt mit dem Auto, ganz klar kann sie das
Und hat mit dem Leben rundum noch viel Spaß.

Hauptinhalte:
*   Stellung der Großmutter in der Familie – gestern und heute
*   Kenntnisse der »alten« Großmütter: Vorratshaltung, Wäsche, Gesundheit, Geschichten

Mögliche Schlüsselfragen:
Wer von Ihnen hat die eigene Großmutter noch gekannt, wie haben Sie sie in Erinnerung?
*   Kleidung (dunkel oder modisch? Abwechslungsreich oder immer gleich?)
*   Aussehen (Altersgemäß oder eher älter als sie war? Klein, gebeugt oder aufrecht?)
*   Aufgaben in der Familie (Kinderbetreuung, Kochen, Stallarbeit ...)
*   Wohnort (eigene Wohnung, bei der Familie, wenig oder viel Ansprüche?)
*   Stellung in der Familie (Respekt, Anrede mit »Sie«, wenig oder viel Einfluss?)
*   Verbindung nach außerhalb (selbstständig, eventuell berufstätig oder immer daheim?)

In der Großfamilie des 19. Jahrhunderts hatte die Großmutter noch ihren festen Platz. Wieso hat sich das geändert?
*   Großmutter gehörte früher zur »Familie« im engen Sinn, wie auch unverheiratete Tanten, Onkel, Nichten, Neffen. Die Familie war nach Vorstellung der Aufklärer[22] ein »Vertragswerk«, in der jeder seine Pflichten hatte. Bei vielen Kindern brauchte die Hausfrau Hilfe durch die Großmutter; diese bekam dafür später Betreuung im Krankheitsfall oder auch finanzielle Versorgung
*   Kinder fühlten sich für Eltern verantwortlich, fürchteten gesellschaftliche Sanktionen bei Nichteinhaltung der Betreuungsaufgabe. Dafür beanspruchten Eltern nur ein Minimum an Platz und Aufmerksamkeit, Bedürfnislosigkeit war Pflicht
*   Heute verhindern enge Wohnungen die Aufnahme der Eltern, auch das Anspruchsdenken ist gestiegen, sowohl bei den Großeltern als auch bei den verheirateten Kindern
*   Großmütter sind heute länger jung und unternehmungslustig, möchten selbstständig leben und nach der Verpflichtung von Familie oder Beruf ihr eigenes Leben genießen

---

[22] Die Aufklärung bezeichnet eine Epoche in der geistigen Entwicklung der westlichen Gesellschaft im 17. bis 18. Jahrhundert, die besonders durch das Bestreben geprägt ist, das Denken mit den Mitteln der Vernunft von althergebrachten, starren und überholten Vorstellungen, Vorurteilen und Ideologien zu befreien und Akzeptanz für neu erlangtes Wissen zu schaffen (vgl. de.wikipedia.org/wiki/Zeitalter_der_Auklaerung)

Wie sehen denn die heutigen Großmamas Ihre Aufgabe in der Familie? Haben sie überhaupt noch eine Aufgabe als »Familienälteste«?

- »Puffer« und Vermittler zwischen oft sehr unterschiedlichen Ansichten von Eltern und Kindern, haben meist Abstand vom direkten Familienalltag
- Als »Verwöhnstation« von Enkeln gerne genutzt, weil, anders als bei den eigenen Kindern, die Verantwortung weg fällt; sie sehen Erziehungsprinzipen gewöhnlich lockerer
- Vermittlung von familientypischem Wissen (besondere Vorkommnisse, Herkunft, Kenntnis der einzelnen, auch weiter entfernten Familienmitglieder)
- Vorbildfunktion in Bezug auf Lebensentwurf in späteren Tagen

Heute schwimmen wir wieder auf einer Nostalgiewelle. Haben Sie den Eindruck, dass für Großmütter »früher alles besser« war?

- Viele Regeln der Gesellschaft legten den Frauen Beschränkungen auf, erleichterten aber den Rolleninhaberinnen das richtige Verhalten; man wusste, was von einem erwartet wurde (als Mädchen, als Verheiratete, als unverheiratetes Familienmitglied, als Großmutter)
- Man hatte meistens den Lebensplan schon vorgegeben: Heiraten, Familie, Kinder und konnte sich somit gut auf das Kommende einstellen; Abweichungen von der Norm bedeuteten allerdings anstrengende Kämpfe (lange war ein Studium an der Universität für Frauen so gut wie ausgeschlossen)
- Es gab nicht so viele komplexe Lebenswelten nebeneinander; so war es einfacher, sich zurecht zu finden, Kenntnis der eigenen Kultur und Gesellschaftsschicht reichte meist aus

Es gibt viele Tricks und Tipps, die Mädchen heute längst nicht mehr wissen, denn früher war ein ganz anderes Wirtschaften und Kenntnis des Haushaltes nötig. Großmama musste oft ohne Maschine auskommen, wie behalf sie sich?

- Der Herd funktionierte meist mit Kohle oder Holz und diente auch dem Heizen der Wohnung; er musste mit Spänen und Zunder angefeuert werden, es gab spezielle Techniken zum Entrußen und Säubern; über Nacht wollte er warm gehalten werden mit Brikett; es gab Tricks beim »Durchfeuern« mit Koks; oft war es wichtig, dass das richtige Holz genommen wurde, weil der Rauch gleich in die Räucherkammer geleitet wurde
- Nicht immer hatte man elektrisches Licht, sondern Gaslampen mit Strümpfen oder Petroleumlampen, noch früher Kerzen (Feuergefahr!)
- Waschtag war Großkampftag einmal pro Monat; die Wäsche wurde im Kessel gekocht, Mangel oder Schleuder kamen relativ spät in Gebrauch; die erste elektrische Waschmaschine gab es 1901 in Amerika, haushaltstaugliche Vollwaschautomaten waren in Deutschland erst um 1951 am Markt

- Statt der Kaffeemaschine hatte man Kaffeemühle und Filter und einen Vorrats-
  behälter für »echte« Kaffeebohnen an der Wand
- Statt im Kühlschrank oder in der Gefriertruhe lagerten Lebensmittel im kühlen
  Vorratskeller; der Eismann brachte den Eisvorrat; Butterkühler aus Ton hielten
  die Butter streichfähig und frisch

**Erinnern Sie sich noch daran, wie früher der Waschtag aussah, als Sie klein
waren? Was kam auf Ihre Großmutter da alles zu?**

- Einweichen der Wäsche mit Schmierseife oder Ochsengalle
- Rubbeln auf dem Waschbrett
- Bügeleisen mit auswechselbaren Unterteilen, bei denen eine Hitzeprobe auf
  Seidenpapier nötig war, um Brennflecken zu vermeiden
- Stärken mit Kartoffel- oder Reisstärke (»Kaltstärken« durch Eintauchen in
  10%-Lösung) einwalken, feucht halten, einrollen, eine Seite dämpfen, andere
  Seite trocken bügeln; der Aufwand war meist notwendig bei Vorhemden, Man-
  schetten und Krägen, Spitzendeckchen mit Zuckerlösung spannen
- Bleichen durch Auslegen auf der Wiese, man verwendete Wäscheblau in Form
  von Ultramarinblättchen, um das Weiß zum Leuchten zu bringen
- Zur Fleckentfernung diente Zitrone gegen Fett, Schmierseife gegen fettige
  Schmutzränder, Salz gegen Rotweinflecke, Oxalsäure aus Rhabarber gegen
  Vergilbung, Glaubersalz und Weinsteinsäure gegen Rostflecke

**Neben den sehr praktischen Ratschlägen der Großmama gab es allerdings
auch solche, die wissenschaftlich wohl eher nicht haltbar sind ….**

- Schneiden der Fingernägel und Haare sowie Düngen des Gartens nur bei
  abnehmendem Mond
- Alles, was über der Erde wächst, soll bei zunehmendem Mond gesetzt werden,
  Ausnahme: Erbsen, Bohnen, Kraut, Salat
- Verhaltensratschläge bei Gewitter: Buchen sollst Du suchen, Eichen sollst Du
  weichen!
- Warme Zwiebelbreiumschläge bei Ohrenschmerzen und auf keinen Fall Dau-
  nenkissen, denn »Federn ziehen Schmerzen an«
- Warmer Hühnermist gegen Haarausfall

**Unübertrefflich waren die Kenntnisse der Kriegsgroßmütter in Bezug auf
Vorratshaltung. Kennen Sie auch noch einige Techniken zum Haltbarma-
chen von Lebensmitteln ohne heutige Chemie und Tiefkühlschränke?**

- Einkochen von Gemüse, Fleisch
- Einpökeln von Fleisch und Fisch in Salz
- Dörren von Obst, Pilzen und Fisch
- Marmeladekochen aus Obst und Beeren
- Sammeln von Beeren, Pilzen und Wildkräutern für Tee und Gewürze

- Einkellern von Kartoffeln, Rüben, Kohl
- Sauerkraut aus geschnittenem Kohl herstellen
- Käse-, Butter- und Quarkzubereitung

Besonders gut konnten die Großmütter auch den Mangel verwalten. Erinnern Sie sich noch an Rezepte, die notgedrungen Ersatzstoffe enthielten und trotzdem schmeckten?
- Kaffee aus Malz und Zichorie
- Brot mit Anteilen von Bucheckern oder Schrot, Kartoffeln und Mais aus Mangel an Getreidemehl
- Besondere Brotaufstriche aus Rüben
- Salate und Gemüsezubereitung aus Wildkräutern (Brennnesseln, Löwenzahn)
- Suppen aus Kartoffelschalen und Kräutern

Selbstverständlich verstand die Großmama auch noch etwas von der Herstellung von Kleidung. Die Urgroßmutter stellte häufig noch die Grundmaterialien selbst her – was gehörte da alles dazu?
- Färben und Spinnen von Wolle
- Nähen mit der Handnähmaschine oder Tretmaschine (Singer!)
- Filzen von Rohwolle
- Stricken und Häkeln von Handschuhen, Schals, Socken, Pullovern
- Kunstvolle Techniken zur Spitzenherstellung: Klöppeln, Occi, Kunststricken, Häkeln

Eine Kardinalstugend von Großmüttern ist das Wissen von vielen, vielen Geschichten und Märchen. Wie ist das bei Ihnen und Ihren Enkeln?
- Sind Märchen heute noch gefragt, sind sie zeitgemäß?
- Wie groß ist der Konkurrenzdruck in Bezug auf Computer, Fernsehen, CD-Spieler?
- Kennen die eigenen Kinder noch genügend Geschichten zum Erzählen oder ist das wirklich ein Privileg von Großmüttern?
- Was passiert zwischen Erzählerin und Zuhörer, was ist anders beim mündlichen Erzählen oder Vorlesen als beim Anhören einer CD?

Besonders gut kannte sich die Großmama meistens auch mit den »Hausmitteln« für kleinere Erkrankungen aus. Kennen Sie noch einige?
- Schmalzwickel bei Krankheiten von Bronchien und Lunge
- Birkensaft für schöneren Haarwuchs, aber auch bei Blutarmut und Mundfäule
- Johannisöl für Verbrennungen und Verletzungen, Johanniskrauttee für Frauenleiden in den Wechseljahren, auch als mildes Antidepressivum
- Holunderblättertee und Weidenrinde gegen Kopfschmerzen
- Kamille- und Pfefferminztee bei Magenleiden

- Honig als desinfizierende Wundversorgung bei kleinen Verletzungen
- Baldrian als Beruhigungsmittel
- Thymiantee bei Husten
- Salbeitee zum Gurgeln bei Halserkrankungen und Zahnfleischproblemen

Die Zeiten haben sich grundlegend geändert, auch für Großmütter. Wie sehen Sie diesen Wandel – was ist positiv, was eher nachteilig?

- Weniger Familienanschluss durch selbstständigeres Leben der Generationen
- Weniger Kontakt und Wissensvermittlung zwischen den Generationen
- Einsamkeit ist heute eher ein Problem als früher in der Großfamilie
- Unabhängig zu sein kann mehr Lebensqualität bringen, weil weniger Rücksichtnahme nötig ist
- Das Leben nach der Berufs- oder Familientätigkeit kann ausgiebiger genossen werden
- Keine gesellschaftlichen Einschränkungen, kein »Das schickt sich doch nicht mehr in dem Alter …« (Fitnessstudio, Studium, Reisen, auch neue Beziehungen sind heute im Alter möglich)

1.2.6 In Morpheus Armen ruhen …

Mögliche Dekoration:
- Blumengestecke
- Schlafbrillen (aus dunklem Stoff)
- Kleine Kopfkissen oder Nackenrollen können aus Watte und Tempotüchern gebastelt und an eine Wäscheleine gehängt werden
- Schälchen oder Kissen mit »Einschlafkräutern« (Lavendel, Melisse, Hopfen …)
- Kleine Puppenwiege oder kleine, improvisierte Hängematte aus Holzleisten und Stoff
- Mit »Schlafpillen« gefüllte Glasröhrchen (Traubenzucker oder Pfefferminzbonbons)
- Wecker unterschiedlicher Bauarten

Mögliche Materialien:
- Bilder von verschiedenen Betten aus anderen Kulturen/Zeiten
- CD mit Schlafliedern aus unterschiedlichen Ländern
- Liedtexte und/oder Noten für Schlaflieder
- Bilder aus der »gestörten und wieder errungenen Nachtruhe« (Wilhelm Busch)
- Baldrianfläschchen zum Riechen

Bücher oder Gedichte zum Vorlesen:
- »Schlafes Bruder« *Robert Schneider*
- »Der Brummer« von *Heinz Erhardt*
- »Morgens früh« von *Joachim Ringelnatz*
- Die Prinzessin auf der Erbse

Hauptinhalte:
- Was ist Schlaf? (andere ähnliche Zustände)
- Störungen und Einschlafhilfen
- Voraussetzungen für guten Schlaf

Mögliche Schlüsselfragen:
Woher kommt das geflügelte Wort »in Morpheus Armen ruhen«?
- In der griechischen Mythologie ist Morpheus der Gott des Traumes, der Sohn von Hypnos, dem Gott des Schlafes
- Sein Symbol ist die Kapsel des Schlafmohns, sein Bett aus Elfenbein steht in einer dunklen Höhle

Jeder von uns kennt den Schlaf – wir schlafen ja jeden Tag – aber was genau passiert in diesem Zustand mit uns?
- Schlaf ist ein Zustand der Ruhe gegenüber dem »Wachzustand«; es existiert ein anderes Bewusstsein von sich selbst, die Steuerungsfähigkeit ist eingeschränkt, der Muskeltonus lässt nach
- Veränderte Körperfunktionen gegenüber dem Wachzustand (Puls, Atmung, Blutdruck, Hirnaktivität)
- Das Hormon Melatonin steuert vom Hirn (Zirbeldrüse) aus den Tag-Nacht-Rhythmus; Melatonin wirkt schlaffördernd und wird bei Dunkelheit produziert, bei Einfall von Tageslicht ins Auge wird die Melatoninproduktion eingestellt

Was kann sich negativ auf den Schlaf, den Schlafrhythmus auswirken?
- Fernreisen im Flugzeug bringen den natürlichen Biorhythmus durcheinander und gaukeln dem Menschen längere Tageslichtzeiten oder Dunkelphasen vor; der Körper ist durch die Menge des vorhandenen Melatonins auf Schlafen oder Wachen eingestellt, aber die neue Umgebung sagt etwas anderes über die Tageszeit aus
- Schichtarbeiter leben doppelt gegen ihre innere Uhr: Sie arbeiten, wenn der Organismus auf Schlaf gestellt ist, und müssen schlafen, wenn dieser eigentlich aktiv sein will, dies führt zu häufigeren Magen-Darmproblemen, Nervosität, Immunanfälligkeiten
- Stress, Ärger. Angst oder Schmerzen stören die Nachtruhe

»Träume sind Schäume«, sagt die Volksweisheit. Was hat es mit den Träumen auf sich, sind sie wichtig oder nebensächlich?

- Wissenschaftler sind von der Wichtigkeit der Traumphase überzeugt; sie findet in der sogenannten REM-Phase [23] statt (eine von fünf Phasen innerhalb einer 90-minütigen Schlafsequenz)
- Die REM-Phase macht etwa 20 bis 30 % des Schlafs aus
- Erfahrungen werden immer wieder »durchgeblättert«; dabei werden die benutzten »Neuronenautobahnen« durch Proteine verstärkt und der erneute Abruf leichter gemacht (»Wer lernt, braucht seinen Schlaf«), ererbtes Instinkt- und Verhaltenspotenzial wird immer wieder durchexerziert, damit es bei Bedarf schnell abrufbereit ist (Katzen und Hunde jagen im Schlaf)
- Das messbare Aktionspotential und die Blutzufuhr ist während des Träumens im Hirn sehr hoch; es wird fast so viel Energie verbraucht wie im Wachzustand (»Beim Frühstück muss man auftanken«)
- Wird der Schlaf durch Schlafmittel erreicht, fällt die REM-Phase meist aus, Folgen können sein: Unkonzentriertheit, Depression, Aggressionsanstieg
- Traumdeutung gehörte zu den Mitteln der Psychoanalyse *(Freud)*, war aber auch in früheren Zeiten beliebte Form von Voraussagen zur Zukunft

Was ist an der Aussage dran: Schlaf vor Mitternacht ist der gesündeste?

- Vor allem bei Kindern liegen Tiefschlafphasen ohne Träume direkt nach dem Einschlafen, sie nehmen im Laufe der Nacht immer mehr ab
- Während des Tiefschlafs läuft die Proteinzusammensetzung besonders im Hirn auf Hochtouren, Wachstum findet vor allem im Tiefschlaf statt (»Kinder brauchen ihren Schlaf zum Wachsen«)
- Im Tiefschlaf wird die Immunabwehr aufgebaut, nach Schlafentzug ist die Infektanfälligkeit deutlich höher

Kennen Sie Zustände, die dem normalen Schlafen ähneln, aber eigentlich etwas ganz anderes sind?

- Narkose: (aus dem griechischen = erstarren) durch Anästhesie wird in Human - und Veterinärmedizin ein künstlicher Schlafzustand hervorgerufen, die Willkürmuskulatur erschlafft, Reflexe werden gedämpft; erste Erfolge gab es mit Chloroform und Äther, heute ist eine Narkose gezielter und schonender möglich
- Bewusstlosigkeit: schlafähnlicher Zustand, in verschiedenen Tiefen möglich, von Sopor (tiefer Schlaf, nur durch starke Reize erweckbar) bis Koma (Reflexe lassen sich nicht mehr auslösen), verursacht durch schwere hirnorganische oder internistische Erkrankungen, meist irreversibel

---

[23] REM-Phase (REM, englisch Rapid Eye Movement) ist eine Schlafphase, die unter anderem durch schnelle Augenbewegungen gekennzeichnet ist.

- Trance: durch Eigen- oder Fremdsuggestion herbeigeführter Zustand, auch durch Einfluss von Medikamenten oder Drogen; das Bewusstsein ist nicht völlig ausgeschaltet, kann aber sehr eingeschränkt sein

Manche Tiere schaffen es, in einen schlafähnlichen Zustand zu gelangen, der aber auch ganz anders als normaler Schlaf ist, wozu dient der?
- Kältestarre: Kleine Säugetiere und manche Vögel lassen ihre Körpertemperatur sinken, um Energie zu sparen; der Tagesrhythmus bleibt aber erhalten und dieser reglose Zustand schützt auch gegen Fressfeinde
- Winterschlaf: (Igel, Fledermäuse, Ziesel, Siebenschläfer) extreme Senkung der Atemfrequenz von 40- bis 50-mal auf zwei- bis dreimal/Minute, Herzfrequenz von 100 auf ca. drei Schläge/Minute, Temperatur von 36−37 °C auf sieben bis ein Grad C
- Winterruhe: Die Temperatur wird nicht abgesenkt; die Tiere können bei Bedarf aufwachen und eventuell Nahrung zu sich nehmen; die Winterruhe dient der Überbrückung von nahrungsarmen, dem Körper nicht zuträglichen Zeiten (Dachs, Eichhörnchen, Braunbär, Waschbär, Fuchs)
- Hitzeruhe: gibt es in unwirtlichen Gegenden im heißen Sommer zur Überbrückung von wasserarmen Zeiten (Weinbergschnecken, bestimmte tropische Frösche und Kröten, tropische Igel)
- Delphine schlafen immer nur mit einer Hirnhälfte, die andere ist wach; deshalb gibt es nie eine wirkliche »Auszeit« für den Organismus, auch wenn der Körper ausruht; die ständige Präsenz dient der frühen Feinderkennung

Wozu ist Schlaf gut? Ist er vielleicht nur »Zeitverschwendung«, wie Napoleon meinte?
- Schlaf ist die Grundlage für körperliches und geistiges Wohlbefinden
- Der Organismus erholt sich, baut neue Energie auf, regeneriert und repariert sich
- Negative Auswirkungen auf die geistige Gesundheit bei Schlafentzug: Unkonzentriertheit, Nervosität und Gereiztheit bis zu Wahnvorstellungen

Was meinen Sie, wie viel Schlaf braucht der Mensch wirklich?
- Neugeborene brauchen ca. 16 Stunden, Erwachsene ca. acht Stunden, von vier bis 12 Stunden ist alles im Bereich des Normalen, wenn man sich dabei wohl fühlt und keine Tagesschläfrigkeit auftritt
- Je jünger ein Mensch ist, desto besser kann Schlaf »nachgeholt« werden; im Alter dauert es länger, bevor der Organismus sich regeneriert hat; fehlende Schlafzeiten werden nicht mehr so gut verkraftet (»Früher haben wir oft Nächte durch gemacht«), im hohen Alter fällt der Körper deshalb schneller in den benötigten Schlaf (»eindösen«)

Was kann man dafür tun, dass man gut und erholsam schläft? Wie sieht Ihr persönlicher Tipp für eine erholsame Nachtruhe aus?

- Für gemütliche Schlafumgebung sorgen (Geborgenheit und sichere Schlafstelle ohne plötzliche, lebensgefährliche Störungen ist ein elementares Bedürfnis)
- Ein passendes Bett wählen (Wirbelsäulenentlastung und komplette Muskelentspannung gibt es nur bei guter Matratze und genügend Platz)
- Zudecke für die Jahreszeit geeignet wählen (keine zu warme Umgebungstemperatur)
- Zeit vor dem Einschlafen gut planen (keine Aufregung und Hektik)
- Tagsüber für körperliche und geistige »Ermüdung« sorgen
- Dem Schlafbedürfnis nicht jederzeit nachgeben, feste Schlafgewohnheiten (auch mit eingeplantem Nachmittagsnickerchen) einhalten
- Einschlafrituale pflegen (kurzer Spaziergang, Beten, Lesen, Gute-Nacht-Geschichte, Betthupferl, warmes Getränk mit Honig)

Wir kennen als Ruheraum heute das Schlafzimmer mit dem eigenen Bett, wie sah das denn früher aus?

- In der früheren Menschheitsgeschichte schlief man auf Strohunterlagen im gleichen Raum, in dem man lebte und arbeitete
- Im Mittelalter waren Betten das Privileg von Adligen, reichen Bürgern und sehr wohlhabenden, freien Bauern; das einfache Volk hatte Strohsäcke
- Ältestes bekanntes Bett im Gasthaus zur Krone in Ware (England) von ca. 1550; es ist 3,60 m lang und 3,20 m breit und für ganze Gesellschaften gedacht, denn im Mittelalter schliefen oft mehrere Menschen in einem Bett, auch ohne besondere persönliche Zusammengehörigkeit (in Herbergen häufig, ebenso bei Dienstboten)
- Bis ins 20. Jahrhundert hinein gab es die Vermietung von »Schlafstellen«, in denen Tag- und Nachtarbeiter sich mit Schlafen abwechselten
- 1778 erfand J. Graham ein besonderes Bett mit Magneten und ausströmendem Parfüm zur Auffrischung der Sexualkraft, es wurde für 50 Pfund/Nacht vermietet und stand in London; Besitzerin und Vermieterin war Anny Lyon, besser bekannt als Lady Hamilton, die Mätresse von Lord Nelson; ein gleichartiges Bett kann heute in verschiedenen amerikanischen Motels gemietet werden

Was kennen Sie für Betten und Schlafstellen?

- Himmelbett
- Bettalkoven in Lastwagen oder Schlafwagen in Eisenbahnen
- Stockwerkbetten in Jugendherbergen
- Hängematten
- Pritschen in Gefängnissen
- Schlafkoje in Schiffen

Ungebetene Bettgenossen kamen häufig in Kriegs- und Notzeiten vor, haben Sie auch Erfahrungen damit gemacht?

- Wanzen: können das Siebenfache ihres Körpergewichts an Blut saugen und Krankheiten übertragen wie Hepatitis B und Milzbrand; sie brauchen für eine Mahlzeit 12 Minuten und hinterlassen dabei einen toxischen Speichel, der für lang anhaltenden Juckreiz sorgt; sie sondern einen süßlichen Geruch ab, der sie vor Fressfeinden schützen soll
- Flöhe: können Fleckfieber und Beulenpest übertragen; sind auch Zwischenwirt des Bandwurms
- Kleiderlaus: kann Flecktyphus, Beulenpest und Rückfallfieber übertragen, ist meldepflichtig beim Gesundheitsamt; kommt eigentlich nur bei mangelnder Hygiene vor
- Kopflaus: kein Zeichen mangelnder Hygiene! Sie kann durch engen Kontakt zwischen Köpfen übertragen werden; Nissen überleben normale Haarwäschen; bei Befall sind besondere Waschmittel nötig (frühere Versuche, die ungebetenen Gäste zu vertreiben: Leimruten, Mäntel aus Wolfspelz, Terpentin, Bier)

1.2.7 Heute treiben wir's bunt! (für mehrere Einheiten geeignet)

Mögliche Dekoration:

- Bunte Sträußchen oder Gestecke aus Herbstlaub auf farbigen Unterlagen (Zweige und Fruchtstände können mit Sprühlack eingefärbt werden)
- Farbige Bänder aus Krepppapier, quer über den Tisch gelegt
- Bei Beschränkung auf eine Farbe: Dekoration mit gebastelten, eingefärbten Taschentuchblumen auf gleichfarbiger Unterlage, gleichfarbiges Konfetti
- Farbtuben, Farbdosen, Pinsel, Farbstifte,
- Mit Lebensmittelfarbe grün oder blau gefärbte Kekse oder Kuchen(!)

Mögliche Materialien:

- Transparente Folien in Grün, Rot, Gelb für das »optische Farbenmischen«. Man hält die Folien gegen das Fenster oder eine Lichtquelle (Taschenlampe); aus zwei oder auch drei Folien ergibt sich eine Mischfarbe
- Das Licht dreier Taschenlampen mit verschiedenen vorgespannten Folien (Blau, Grün, Rot) wird auf einen Punkt gebündelt und ergibt in der Mischung annähernd weiß (anders als bei den übereinander gelegten Folien!)
- Arbeitsblätter für Komplementärkontrast: Weiß mit einem roten, grünen oder blauen Rechteck oder Kreuz in der Mitte (nach längerem Fixieren erscheint beim Blick auf eine weiße Fläche die Form in der Gegenfarbe)
- Benham-Scheibe: runde Scheibe mit einem konzentrischen schwarzen Ring auf blauem Grund, wie ein Kleeblatt liegen vier weiße Achtel darüber. Beim Drehen erscheint der unterbrochene schwarze Ring in leuchtendem Gelb

- Lieder: Schwarzbraun ist die Haselnuss; Grün, grün, grün sind alle meine Kleider,

Zum Vorlesen in Passagen geeignet:
- Gedicht »Frühling lässt sein blaues Band« von *Eduard Möricke*
- Gedicht »Bunt sind schon die Felder« von *Johann Gaudenz von Salis-Seewis*
- Romanpassage aus »Die Farbe Lila« von *Alice Walker* (Bedeutung der Farbe Lila für die Hauptperson)

Spiel:
Der Reihe nach hebt jeder Teilnehmer eine Karte von einem verdeckten Stapel, in dem sich gemischt immer wieder sechs Farben (Rot, Gelb, Blau, Grün, Weiß, Schwarz) wiederholen und findet einen passenden Begriff dazu, wie etwa »So grün wie Spinat«, »so rot wie Feuer« … Doppelnennungen sollen vermieden und so viele Begriffe wie möglich gefunden werden. Eine Variante für eine kleinere Teilnehmerzahl ist eine fort laufende Reihe, bei der jeder einen neuen, farbigen Begriff an den des Vorgängers hängt: »So grün wie Gras, aber nicht so rot wie Rosen«, »so rot wie Rosen, aber nicht so gelb wie Eidotter« …
Konzentration und Wortfindung werden geübt.

Hauptinhalte:
- Wesen der Farbe (was ist Farbe, wie entsteht sie, wie kann man sie selber machen?)
- Wirkung von Farbe im menschlichen Auge und Hirn, Sehexperimente
- Eigenheiten verschiedener Farben (Grün, Rot, Gelb)

Mögliche Schlüsselfragen:
Stellen Sie sich vor, die Welt wäre plötzlich nur noch schwarz-weiß und alle Farben wären weggewischt. Hätte es weitere Folgen oder wäre es nur langweiliger?
- Die emotionale Stimmung durch Farben fiele weg, Verarmung des Gemüts
- Warnsignale könnten nicht mehr genau wahrgenommen werden (die Ampel im Verkehr, in der Natur bestimmte Farbmuster, die vor giftigen Tieren warnen)
- Schlüsselreize fielen weg, die als Lockmittel zur Arterhaltung dienen (Blumenfarbe für Bienen, die Farben im Ultraviolettbereich sehen können, Federfärbung bei der Paarung als Anziehungspunkt, Schnabelfärbung bei jungen Vögeln, die zum Füttern auffordert)
- Farbe als Unterscheidungsmerkmal und Gedächtnisstütze fiele weg (rote Tabletten, blaues Buch, roter Knopf zum Ausschalten)

Ist Farbe etwas Wirkliches wie ein Stück Holz, ein Blatt Papier?

- Farbeindrücke entstehen nur im Hirn des Betrachters; sie sind Sinnesempfindungen, die durch den Einfall des Lichts auf eine Fläche und dessen Aufnahme durch die Augen entstehen; erst im Bewusstsein des Einzelnen werden sie zum Begriff einer bestimmten »Farbe«
- Menschen müssen Farben nicht unbedingt gleich »sehen«, sie sind abhängig von Vorerfahrungen, individueller Einschätzung von reflektierter Strahlung, daher auch subjektive Vorlieben oder Abneigungen

Wie können wir Farben überhaupt sehen? Was geht im Auge vor sich?

- Im Auge befinden sich auf der Netzhaut Sinneszellen (Stäbchenzellen für hell-dunkel, Zapfenzellen für das Farbsehen), die die aufgetroffene Strahlung in ihrer Menge und Beschaffenheit registrieren und als Welle an die Hirnzellen weiterleiten, Rot = langwellig, Grün = mittelwellig, Blau = kurzwellig
- Dort werden die Anteile von Rot, Grün und Blau zu Begriffen von Farben zusammengesetzt; Mischungsverhältnisse ergeben entsprechende Farbeindrücke; im Laufe der Jahre lernt man, bestimmte Eindrücke als bestimmte Farben zu bezeichnen

Was hat Farbe mit Licht zu tun? (Experiment mit drei verschiedenfarbigen Lichtquellen, die zusammen gelegt in einer Mischfläche Weiß ergeben)

- Licht ist weiß, besteht aber eigentlich aus der Mischung von sieben Spektralfarben (Blau, Cyan, Grün, Gelb, Orange, Rot, Purpur)
- Licht trifft auf einen Gegenstand, der absorbiert je nach Oberfläche bestimmte Anteile (und damit Spektralfarben), andere reflektiert er; diese werden vom Auge aufgenommen
- Deshalb gibt es ohne Anwesenheit von Licht keine Farbe! Je weniger Licht (abends), desto eher empfinden wir die Welt schwarz-weiß

Haben Sie schon mal den Spruch gehört: »Möhren sind gut fürs Augenlicht«? Wie hängt das zusammen?

- Damit die Zapfenzellen im Auge ihre Arbeit verrichten können, brauchen sie den Sehpurpur, einen rötlichen Farbstoff
- Sehpurpur baut sich beim Sehvorgang ab und muss immer neu gebildet werden, wozu das in Möhren konzentriert enthaltene Vitamin A nötig ist

Gerade in Bezug auf Farben spielen unsere Augen uns oft Streiche – sie »sehen« Farben, wo keine sind. Kennen Sie Situationen, wo sie etwas sehen, das so nicht wirklich da ist? (Experimente mit Komplementärfarben und Nachbild)

- Regenbogen (feinste Wassertröpfchen spalten das Licht)

- Blauer Himmel und blaue Berge in der Ferne sind nicht wirklich blau (in der Atmosphäre enthaltene Partikel reflektieren das Sonnenlicht)
- Abendrot (die Strahlen der Sonne werden durch den schrägen Einfall nur teilweise wahrgenommen)
- *Goethe* befasste sich ausführlich in wissenschaftlichen Abhandlungen mit der Farblehre und erstellte viele Tafeln mit Sinnestäuschungen
- Nachbilder beim Betrachten von farbigen Gegenständen (rotes Rechteck auf weißem Grund fixieren, beim sofortigen Blick auf ein weißes Papier »sieht« man ein grünes Rechteck) erklären sich aus dem Verbrauch des für die jeweilige Farbe zuständigen Sehpurpurs. Solange er wieder aufgebaut wird, ist nur in den für die Komplementärfarbe zuständigen Zellen Sehpurpur zum Weiterleiten vorhanden. Also erscheint auf dem Teil der Netzhaut, in dem die erschöpften Zellen liegen, der Umriss in Komplementärfarbe

Wenn Sie bunte, realistische Bilder malen möchten, wie viele Farbtuben brauchen Sie dazu? Und wie erhalten Sie die anderen Farben?
- Eigentlich nur drei Primärfarben: Rot, Gelb und Blau
- Alle anderen Farben können gemischt werden (übereinander gelegte farbige Folien als Beispiel)
- Grün (aus Blau und Gelb)
- Orange (aus Rot und Gelb)
- Violett (aus Rot und Blau)

Was bewirken Farben beim Menschen, was können sie vermitteln?
- Farben können Stimmungen beeinflussen (durch Raumfarbe, jahreszeitliche Farben in der Umwelt, eigene Kleidung)
- Farben können Status oder Stellung ausdrücken (= kulturabhängig)
  Weiß: in Europa bei Hochzeit, Kommunion, Unschuld, in Asien Trauer
  Schwarz: in Europa Trauer, in Asien Vornehmheit
  Rot: Macht (lange den Kaisern oder Königen vorbehalten)
  Blau: Arbeitsuniform (früher Briefträger)
  Grün: Arbeitsuniform für Förster, Polizei

Wenn Sie Farben spontan eine Assoziation zuordnen sollten, woran denken Sie bei den folgenden Farben:
- Grün: Wiesen, Wälder, entspannend
- Blau: Nacht, kühl, ruhig, beruhigend, Gnade, erhebend
- Rot: aufregend, lebendig, vital, Blut, Liebe, Wärme, Feuer
- Braun: gemütlich, erdverbunden, behaglich, Holz, aber auch Drittes Reich
- Rosa: Sanftheit, Zärtlichkeit, Verspieltheit, mädchenhaft, Rose

Können Sie sich vorstellen, wie man die subjektive Wirkung der Farben in der Medizin und Kosmetik ausnützen könnte?

- Farbtherapie gab es schon im Altertum: in Ägypten gab es Farbtempel in sieben unterschiedlichen Farben, *Nofretete*[24] bekam vom Hofmedikus Farbbadeöle verordnet (1350 v. Chr.)
- Versuche zur Verbesserung der Gesundheit mittels Farben durch »Colortherapie« (1979 erstmals durch Heilpraktiker *Heinz Schiegl* auch zur Selbstbehandlung mittels punktueller Farblampen und farbiger Raumbeleuchtung)
- Räume können nach farbtherapeutischen Gesichtspunkten gestrichen werden, um den Charakter des Raumes zu unterstreichen und das Wohlfühlen zu verbessern: Schlafzimmer in beruhigenden Blautönen, Wohnräume in aufmunterndem Gelb-orange
- Farbtests als Hilfe zur Beurteilung von Stimmung oder Persönlichkeit (wie der Lüscher-Farbtest) werden häufig in Praxen oder Kliniken verwendet
- Mode und Kosmetik bieten zur Persönlichkeit passende Farbvarianten (Sommertyp, Wintertyp, Herbsttyp), um die individuelle Wirkung zu unterstreichen,
- Make-up lebt von der Wirkung der Farben (Hervorheben, Verdecken, Verkleinern, optisch zum Leuchten bringen)

Es gibt die unterschiedlichsten Farbarten und Materialien, mit denen man Dinge farbig machen kann. Mit welchen hatten Sie schon zu tun, welche fallen Ihnen ein?

- Leimfarbe, Kleisterfarbe, Ölfarbe, Dispersionsfarbe, Wasserfarbe, Temperafarbe, Lackfarbe, Druckerschwärze, Tinte, Tusche, Lippenstift, Augenbrauenstift, Nagellack,
- Farbstoffe aus Zwiebeln, Heidelbeeren, Tee, Rindensud, Beerensaft, Rotkraut

1.2.7.1 Es grünt so grün, wenn Spaniens Blüten blüh'n (aus dem Musical »My fair Lady«)

Wie kann man aus Grundfarben Grün mischen und welche Wirkung hat es?

- Gelb und Blau ergeben Grün
- Hildegard von Bingen[25] verwendete Grün zur Beruhigung und zur Dämpfung von Schmerzen
- Wassilij Kandinsky[26] hasste Grün wegen seiner beruhigenden und harmonisierenden Wirkung (»Grün ist wie eine dicke, sehr gesunde, unbeweglich lie-

---

[24] Nofretete war die Ehefrau des Pharaos Echnaton und sie galt als Verkörperung weiblicher Schönheit.

[25] Hildegard von Bingen (1098–1179), Benediktiner-Nonne und eine der bedeutendsten deutschen Mystikerinnen des Mittelalters.

[26] Wassily Kandinsky (1866–1944), russisch-deutsch-französischer Maler.

gende Kuh, die nur zum Wiederkäuen fähig mit blöden, stumpfen Augen die Welt betrachtet ...«) (vgl. www.seilnacht.com/Lexikon/Gruen.htm).

Welche Bedeutung hat die Farbe Grün in der Religion?

- In der christlichen Religion steht sie für Hoffnung: Der Grüne Sonntag (auch Palmsonntag) ist der Beginn der Karwoche; die Fastenzeit endet mit Gründonnerstag (man bevorzugt grüne Gemüse, Grün gilt als Symbol der Befreiung von Sünden)
- Im Islam ist Grün die Farbe des Propheten Mohammed; er trug einen grünen Mantel und grünen Turban, das ist bis heute nur seinen Nachfolgern, den Kalifen gestattet; in der alten arabischen Welt gibt es die Sagengestalt vom »Grünen Mann«, einem Heiligen, der die Nomaden in der Wüste zum lebenswichtigen Wasser führt

In der Politik hat die Farbe Grün ebenfalls Bedeutung, allerdings nicht überall dieselbe, wofür steht es?

- Deutschland: »Die Grünen« stehen mit ihrer Farbe für das Wachstum, das Leben, die Erneuerung wie das Erwachen der Natur aus der Starre des Winters, den Schutz der Umwelt
- Italien: Das Grün in der Flagge steht für Freiheit und Gleichheit der Menschen (so gleich und brüderlich wie die »Blätter an einem Baum«); während der französischen Revolution wurde Grün von italienischen Republikanern verwendet
- Nordirland: Die Katholiken tragen traditionell Grün als Farbe der »einen wahren« Kirche, die diese Farbe aber erst ab dem späten Mittelalter für sich beanspruchte

Sind Pflanzen eigentlich rein zufällig grün?

- Sie enthalten den grünen Farbstoff Chlorophyll, der für die Fotosynthese notwendig ist, bei der CO_2 und Sonne in organische Stärke und Sauerstoff umgewandelt werden, daher die Vorliebe für Grünpflanzen im Wohnbereich als Sauerstoff-Produzenten (der Mensch ist als Verbraucher von Sauerstoff auf die Produktion dieses Stoffes durch die Pflanzen angewiesen)

Woher kommt wohl die Bezeichnung »giftgrün«?

- Grün galt bei der christlichen Kirche bis in späte Mittelalter als Symbol allen höllischen und giftigen Getiers (Farbe der Schlange aus dem Paradies)
- »Schweinfurter Grün« wurde bis weit ins 19. Jhd. aus Grünspan und giftigem Kupferarsenit hergestellt; es war wegen seines satten Grüntons sehr beliebt. Napoleon war ein Liebhaber von grüner Farbe, sein Exil auf St. Helena soll in allen Räumen mit Schweinfurter Grün ausgemalt gewesen sein; bei der Untersuchung seines Leichnams fand man Anzeichen für Tod durch Arsenvergiftung

Es gibt unzählige Bezeichnungen für Grün, die es näher definieren, welche kennen Sie?
- Grasgrün, palmgrün, russischgrün, hellgrün, dunkelgrün, laubgrün, chromoxyd-grün, giftgrün, gelbgrün, blaugrün, lindgrün, blattgrün, tannengrün, farngrün, türkisgrün, algengrün, meergrün

In Redewendungen kommt grün eine besondere Bedeutung zu:
- Er ist ein Grünschnabel.
- Sie hat einen grünen Daumen.
- Sie sind sich nicht mehr grün.
- Wir hatten eine grüne Welle durch die Stadt.
- Er wurde mit der grünen Minna abtransportiert.
- Es ist alles im grünen Bereich!
- Er wurde grün und blau geschlagen.
- Das ist dasselbe in Grün.
- Verschollen in der grünen Hölle des Amazonas.
- Das wurde vom grünen Tisch aus bestimmt.
- Der kommt nie mehr auf einen grünen Zweig.
- Sie wurde über den grünen Klee gelobt.
- Komm auf meine grüne Seite.

1.2.7.2 Aber rot sind die Rosen ... (alter deutscher Schlager)

Welche Wortverbindungen fallen Ihnen mit »Rot« ein?
- rote Rosen, rote Wangen, Rotarmist, Rotkäppchen, Rotschwänzchen, Rotwein, Rotkraut, Rotlauf, Rotstift, Abendrot, Morgenrot, purpurrot, feuerrot, scharlachrot, blutrot

Rot hat sehr viele Bedeutungen und Zuordnungen, sogar gegensätzliche – welche kennen Sie?
- Positiv als Wärme (Feuer), Liebe, Leidenschaft, vorwärts drängende Kraft,
- Negativ als Aggression, Krieg, Vernichtung (Brände)
- Farbe des Schutzes und der Abschreckung gegen böse Einflüsse: Australische Aborigines streichen ihre Häuser rot zur Abwehr gegen böse Dämonen; Ochsenblut half in alten Burgen nicht nur beim Schutz der Balken gegen den Holzwurm, sondern auch gegen böse Blicke und Verhexungen;, in der Bibel bestreichen die Israeliten die Türpfosten mit rotem Opferblut, um den Racheengel fernzuhalten
- Als Hervorhebung und zum Ankreiden von Fehlern: traditioneller Rotstift der Lehrer
- Im alten Ägypten galt alles Rote als schlecht, für böse Worte wurde eigene, rote Tinte verwendet

- Schutz gegen Krankheit und Tod: Noch im Mittelalter in Deutschland findet man die Verwendung von rotem Bettzeug gegen Fieber, Tod im Kindbett und Fehlgeburten (Bild von *Jan van Eyk*, *»Vermählungsbild des Giovanni Arnolfini«)*
- Farbe der Fruchtbarkeit: Nürnberger Patrizierinnen heirateten noch im 18. Jhd. in rotem Kleid; noch heute tragen traditionelle griechische und albanische Bräute rote Brautschleier; in China trug man die Braut noch bis in die Neuzeit in roter Sänfte zum Haus des Bräutigams, wo sie im roten Kleid auf rotem Teppich ins neue Zuhause schritt
- Farbe der Macht: Der Königsmantel der englischen Queen ist aus rotem Samt; die Richter am Bundesgerichtshof tragen noch heute rote Gewänder; mit Purpur (von der Purpurschnecke) gefärbte Stoffe waren im alten Rom nur dem Kaiser vorbehalten; Senatoren mussten sich mit roten Bändern an der Toga begnügen; Maria als Himmelskönigin wird oft auch im scharlachroten Mantel dargestellt

Welchen Zweck hat die Farbe Rot im Straßenverkehr oder im täglichen Leben?
- Warnfarbe: rote Ampel, rotes Bremslicht, roter Kreis: Einfahrt verboten
- Werbung verwendet Rot oft als Reizfarbe (erotische Assoziationen): rote Lippen, rote Kirschen, rote Autos
- Im Tierreich ist Rot häufig »Lockmittel: rote Blüten, Balzgefieder, rote Schnabelumrandung bei Jungvögeln als Anreiz zum Füttern

Welche Redewendungen kennen Sie im Zusammenhang mit Rot?
- Den Rotstift ansetzen!
- Etwas wie durch einen roten Schleier wahrnehmen.
- Sie errötet hold und unschuldig.
- Heute rot, morgen tot!
- Sich die Augen rot weinen.
- Keinen roten Heller dafür geben.
- Einen Satz rote Ohren verpassen.
- Sich im Kalender rot anstreichen.
- Salz und Brot macht Wangen rot.
- In die roten Zahlen kommen.
- Das wirkt wie ein rotes Tuch auf mich.
- Den roten Hahn aufs Dach setzen.

1.2.7.3 Hoch auf dem gelben Wagen ... (deutsches Volkslied)

Welche Wirkung hat Gelb auf Sie?
- Reines Gelb kann aufheiternd wirken, ist die Farbe des Lichts und der Sonne, wird gegen Depression eingesetzt

- *Goethe* schreibt in seiner Farbenlehre: »Sie führt in ihrer höchsten Reinheit immer die Natur des Hellen mit sich und besitzt eine heitere, muntere, sanft reizende Eigenschaft (…) Daher es auch in der Malerei der beleuchteten und wirksamen Seite zukommend (…) Das Auge wird erfreut, das Herz ausgedehnt, das Gemüt erheitert; eine unmittelbare Wärme scheint uns anzuwehen.«
- *Kandinsky* als Expressionist meint 1952: »Andererseits das Gelb, wenn es direkt betrachtet wird (…) beunruhigt den Menschen, sticht, regt ihn auf und zeigt den Charakter der in der Farbe ausgedrückten Gewalt, die schließlich frech und aufdringlich auf das Gemüt wirkt … Bei dieser Erhöhung klingt es wie eine immer lauter geblasene scharfe Trompete« (vgl. www.seilnacht.com/ Lexikon/Gelb.htm).
- Goldgelb wirkt hoheitsvoll, prächtig, anregend, vornehm (auf vielen Altarbildern)
- Schmutziges Gelb mit leichtem Grünstich erinnert an Abfall, Ekel erregende Stoffe, wirkt abstoßend

Wie ist Gelb im täglichen Leben integriert, welche Funktion hat es meist?
- Es ist die farbige Entsprechung für »Achtung«, weil es sofort ins Auge sticht
- Bei umschaltender Ampel soll es den Autofahrer für die kommende Anfahrt aktivieren
- Gefahrenkennzeichnung: Atommüll oder giftige Inhaltsstoffe tragen gelbe Warnschilder
- Auf Entfernung gut sichtbar: Rettungswesten, Rettungsboote, Tennisbälle sind gelb
- Als Warnung zieht der Schiedsrichter die »gelbe Karte« vor dem endgültigen »Aus« der roten
- Als Warnung für andere Schiffe war die Pestflagge gelb
- Bei Tieren ist gelbe Farbe ein Hinweis auf Raubverhalten oder Gift (Wespe, Hornisse, Salamander)
- Gelb als deutliches Imagezeichen für Aktivität (lange Zeit war Gelb das Kennzeichen der Deutschen Bundespost)

Wie könnte man mit Naturstoffen etwas gelb färben?
- Natürliches Färbemittel ist Safran: Es war als teurer Farbstoff schon in der Antike bekannt; von der Pflanze wird der getrocknete Griffel der Blüte verwendet (8 000 Blüten ergeben eine Menge von ca. 100 g Safran), der daraus gewonnene Farbstoff ist besonders ergiebig (noch bei Verdünnung von 1: 200 000 ist eine Färbung sichtbar); Safran wird auch heute noch für Lebensmittel verwendet (Kinderreim: Backe, backe Kuchen …)
- Schwarzer Tee
- Zwiebelschalen

Eine gelbe Kennzeichnung degradierte gezwungenermaßen vor nicht sehr langer Zeit ein ganzes Volk ...!
- Gelber Davidstern als Zwangskennung für Juden im Dritten Reich
- Im Altertum war Gelb die Farbe der Göttin Venus und der Wollust; das Christentum verwendete Gelb daher als Kennzeichen von verachteten, unwürdigen Personen; gelbe Umhänge oder Bänder waren sichtbares Berufszeichen der Dirnen im Mittelalter

1.2.8 Ich hab Dich zum Fressen gern! (Beziehungen zwischen Mensch und Tier)

Mögliche Dekoration:
- Blumengestecke
- Aus Tempotüchern gebastelte Blumen mit eingesteckten Schokokäfern
- Plüschtiere, vor allem Hunde und Katzen
- Plastiktierchen (Kühe, Schweine, Schafe, Hühner) in Bratpfannen

Mögliche Materialien:
- Bilder aus der Werbung für Tiernahrung und -kleidung
- Bilder von Rettungshunden im Einsatz
- Ausschnitt aus Tierschutzkalendern über Tiertransporte
- Ausschnitt aus Zeitung: Lebensverlängerung durch Tiere, Tiere im Altersheim

Spiel:
Die Gruppe wird in zwei Parteien geteilt. Die Teilnehmer der ersten Gruppe denken sich ein Tier aus und beginnen abwechselnd eine Eigenschaft zu nennen (»Mein Tier ist gelb-braun«, »Mein Tier frisst Fleisch«, »Mein Tier lebt in der Steppe Afrikas«). Auf jede Aussage folgt der Versuch der zweiten Gruppe, das Tier zu erraten, dann wird gewechselt. Die Gruppe, die das gesuchte Tier mit den wenigsten Unterstützungen gefunden hat, gewinnt.

Zum Vorlesen in Passagen geeignet:
- Roman »Aug in Aug mit 1000 Tieren« von *John Hagenbeck*
- Märchen: Brüderchen und Schwesterchen
- Gedicht »Der Panther« von *Rainer Maria Rilke*
- Gedicht von Fink und Frosch von *Wilhelm Busch*
- Fabel vom Fuchs und den Weintrauben

Hauptinhalte
- Tiere als Nutz- und Kuscheltiere (Bedeutung für den Menschen)
- Tierliebe und Tierquälerei
- Tier in der Gesellschaft

Schüsselfragen

Das heutige Thema kann sehr zweideutig aufgefasst werden. Welche grundsätzlichen Beziehungen können Mensch und Tier haben?
- Nutztier (als Nahrung und Arbeitstier)
- Haus- und Kuscheltier (zur Unterhaltung, Freude, Partnerschaft)
- Schädling, der den menschlichen Interessen im Weg steht (Gemüsegarten: Schnecken; Australien, Viehzüchter: Dingos; Amerika, Rinderzüchter: Bisons; Bauern: Kartoffelkäfer)

In welcher Funktion kennen Sie Tiere als Arbeitspartner?
- Zug- und Tragtier (Pferd, Kamel, Lama, Büffel, Ochse, Kühe, Schlachterhunde, Rentier, Schlittenhund)
- Arbeitshunde (Blindenhund, Rettungshund, Lawinensuchhund, Drogen- und Polizeihunde, Jagdhund, Minenhund, Behindertenbegleithunde, Wachhund, Schäferhund)
- Brieftauben
- Forschungstiere
- Behindertenbegleittier (Äffchen, Hunde)

Bei den Nutztieren werden häufig Hunde als erstes aufgezählt, warum kommen sie wohl so oft als Arbeitspartner vor?
- Sie sind schon vor langer Zeit domestiziert und an den Menschen gewöhnt
- Ein Hund ist ein Rudeltier, akzeptiert einen absoluten »Chef«
- Hunde arbeiten gern, weil sie für ihre Intelligenz Beschäftigung brauchen
- Hunde lernen rasch und haben Spaß am Anwenden von Gelerntem

Welchen materiellen Nutzen haben Menschen von Tieren?
- Fleischnahrung (Fleisch ist ein eiweißreiches Nahrungsmittel und enthält viel Eisen): Pferde, Kühe, Schweine, Ziegen, Schafe, Hühner, Kaninchen, Ziegen, Rehe, Hirsche, Wildschweine, Fasanen, Puten, früher Schwäne, Haselmäuse, Nachtigallen, Tauben …
- Eier von Hühnern, Gänsen, Wachteln
- Milch und Käse (Kühe, Schafe, Ziegen, Kamele, Pferdestuten)
- Honig und Wachs von Bienen
- Lab aus Kälbermägen, früher zur Käseherstellung verwendet
- Ochsengalle zur Fleckentfernung, für Künstler als Farbzusatz
- Wolle von Schafen, Lamas, Alpakas, Kamelen, Angorahasen
- Daunen von Gänsen, Hühnern, Enten
- Seide von Seidenraupen
- Fell und Leder (Kühe, Schweine, Ziegen, Schafe, Wildtiere)
- Gewinne aus Renneinsätzen (Pferd, Hund)

Tierfreunde werden den Nutzen eines Tieres vorrangig ganz woanders sehen, was bringt ein Haustier für »seinen« Menschen?
- Oft psychischer Nutzen als Ersatzpartner und Freund, Trost und Unterhaltung für einsame Menschen, Spaß und Freude für alle Tierfreunde
- Für Kinder wertvolle Erziehungshilfe, um Achtung vor dem Leben und die Übernahme von Verantwortung zu lernen (typische Kindertiere: Hamster, Hase, Meerschweinchen, Wellensittich)
- Pferde und Hunde sind Sportpartner, die in der Freizeit mit ihrem Menschen in Wettkämpfen antreten, bei denen beide »Leistung« bringen müssen

Was für Haustiere kennen Sie von sich zuhause und welche gibt es in anderen Ländern?
- Europa: Hunde, Katzen, Kaninchen, Chinchillas, Meerschweinchen, Ratten, weiße Mäuse, Schlangen, Spinnen, Papageien, Wellensittiche
- Indien, China, Afrika: Schlangen (als Vernichter von Fröschen und Mäusen), Leguane, Geckos, zahme Affen, Vögel, Vogelspinnen, Hängebauchschweine

Früher hatte man überwiegend Nutztiere, man schlachtete auch selber. Wer von Ihnen hat das schon selbst gemacht oder miterlebt?
- Gravierende Unterschiede zwischen Stadt und Land, früher gab es noch viele Selbstversorger, heute eher selten
- Schlachttag auf dem Bauernhof war hart, der Metzger kam, musste aber tatkräftig unterstützt werden, es gab am Ende Metzlessuppe
- Auch heute noch steht das Schlachten eines Huhnes in der Abschlussprüfung für die landwirtschaftliche Meisterin

»Ich esse nichts, das Augen hat!«, welche Gründe könnte man für diese Einstellung haben und wie nennen sich solche Menschen?
- Laktovegetarier (essen kein Fleisch und keine fleischlichen Produkte, aber Milch, Eier, Honig); Veganer (essen überhaupt keine tierischen Produkte, sind oft sogar gegen Lederbenutzung und Wollkleidung ...)
- Ethische Bedenken (Mitgeschöpfe werden ausgenutzt)
- Protesthaltung gegen ungesunde und quälerische Tierhaltung
- Gesundheitliche Bedenken: immer weniger Kontrolle über das, was man an Antibiotika und angereicherten Pestiziden mit isst, Lebensmittelskandale über Gammelfleisch und Profitgier, BSE-Gefahr

Welche Vor- und Nachteile hat eine vegetarische Ernährung?
- Gefahr der unausgewogenen Ernährung: lebenswichtige Mineralien, Vitamine und Vitalstoffe müssen konsequent über pflanzliche Nahrungsmittel aufgenommen werden; man braucht Grundkenntnisse über deren Inhalt und die

Bedürfnisse des menschlichen Körpers; sehr seltene Vitamine müssen eventuell über Tabletten ergänzt werden
- Vorteile: Vegetarier vermeiden tierisches Eiweiß (zu viel davon kann Ursache sein für Gicht, Arterienverkalkung, Herzinfarkt und andere Zivilisationskrankheiten) und essen generell viel fettärmer
- Empfehlung der Ernährungsberater: Wenn die Ernährung ausgeglichen ist, kann man auch vegetarisch gesund leben; es schadet aber nicht, ein- oder zweimal in der Woche Fleisch zu essen

Es ist nicht immer leicht, zu erkennen, wo tierische Produkte enthalten sind, wann denken Sie eher nicht an diese Inhalte?
- Kuchen (tierische Fette)
- Margarine
- Alle Arten von Käse und Yoghurt (Milch)
- Viele Kerzen
- Kekse und Schokolade (tierische Fette)
- Pudding, Gelees und Obstquark (Gelatine, Milch)
- Gallseife
- Kosmetik (Lippenstifte, Cremes, Öle)

Manchmal artet Tierliebe in Tierquälerei aus, fallen Ihnen Beispiele ein?
- Ungeeignete Haltung von Vögeln und Fischen in engen Käfigen und Gläsern
- Modische Hundekleidung (wenn es nicht Krankheit oder sonstige Einschränkungen des Tieres notwendig macht)
- Modische Anpassung der Figur des Hundes (Ohren und Schwänze stutzen, Züchtung auf abfallende Rückenlinie beim Schäferhund mit der Folge von häufiger Hüftdysplasie)
- Vermenschlichung des Haustieres (bekommt Pralinen als Belohnung, schläft im Bett, darf nicht draußen im Freien artgerecht schnuppern und toben, muss nach menschlichen Wertstäben »brav« sein)

Im Laufe der Geschichte änderte sich die Haltung Tieren gegenüber sehr häufig. Was wissen Sie über den Stellenwert von Tieren in anderen Kulturen und Zeiten?
- In Indien und den hinduistisch geprägten Kulturen gilt das Leben eines Tieres generell sehr viel (Wiedergeburt als Tier möglich); Kühe genießen selbst in den Großstädten besondere Freiheit und Aufmerksamkeit, oft mehr als Menschen
- Der *heilige Franziskus* (*Franz von Assisi,* um 1220 n. Chr.) sprach die Tiere als seine Brüder an: »Alle Gebilde der Schöpfung sind Kinder eines Vaters und daher der Menschen Brüder …«
- Der Fastenbrief eines Bischofs von Hildesheim vom 8. März 1949 spricht eine andere Sprache: »Tiere haben keine geistige Seele und kennen kein Fortleben

nach dem Tod. Darum haben sie auch keine Würde, auf die sie Rechte bauen könnten. Und in der Tat, sie haben keinen Anspruch auf Gesundheit, auf Eigentum und guten Ruf« (vgl.: www.iskcon.de/iskcon/vegetarismus8.htm#).

- In unserem Tierschutzgesetz gilt das Tier immer noch als »Sache« und wird juristisch entsprechend behandelt

Tierschützer prangern heute oft die Massentierhaltung an. Wieso kommt es dazu und welche Missstände sind Ihnen da bekannt?

- Um wirtschaftlich arbeiten zu können, muss die Menge der gehaltenen Tiere immer wieder erhöht werden, was den Platz für das einzelne Tier weiter einschränkt; zwei Hühner verfügen in einer Massentierhaltung über den Platz einer DIN A4-Seite
- Männliche Eintagsküken werden vergast oder landen im Fleischwolf
- Kühe werden in manchen Mastbetrieben auf Spaltböden gehalten, die häufig Knöchelverletzungen und Beinkrankheiten verursachen, Hinlegen ist nicht möglich
- Angeknabberte Ohren und Schwänze bei Schweinen in engen Stellen sind häufig, weil natürliche Schlüsselreize zum Ausleben instinktiver Verhaltensweisen fehlen
- Bei Tiertransporten werden bewusst Ausfälle einkalkuliert, sodass beim Eintreffen am Ziel in etwa das geforderte gesetzliche Verhältnis von Platz und Tieren herrscht, weil viele eingegangen sind
- In Schlachthöfen ist der massive Einsatz von Elektroschockstäben normal
- Im Jahr 1970: Lebensdauer von Hühnern in Mastbetrieben: 8 Wochen
  Im Jahr 2000: Lebensdauer von Hühnern in Mastbetrieben: 5 Wochen (Einsatz von Schnellmastfutter mit Tiermehl und viel Antibiotika)

Wieso könnte artgerechte Haltung auch von Vorteil für den Verbraucher sein?

- Fleisch aus artgerechter Haltung ist meist deutlich weniger mit Antibiotika belastet, die Tiere bekommen sie weder vorbeugend noch sind sie oft krank
- Fett in Muskeln, die durch Bewegung aufgebaut wurden, enthält mehr »gutes« Cholesterin
- Die artgerechte Haltung erzeugt durch mehr Vitalstoffe und vielfältiges Futter schmackhafteres Fleisch
- Die Qualität wird insgesamt wertvoller, das Fleisch allerdings auch teurer, weil die Haltung nicht mehr so billig ist
- Man isst nicht mehr so oft, dafür besseres Fleisch, wie von Ernährungsberatern vorgeschlagen
- Man hat kein schlechtes Gewissen beim Genießen des Bratens: Das Tier hatte ein artgerechtes Leben, es konnte seine Instinkte und spezifischen Verhaltensmuster ausleben

Wie stehen Sie zu Tierversuchen?

- Sie sind auch unter Wissenschaftlern sehr umstritten, sowohl Gegner als auch Befürworter haben viele Argumente: *Robert Koch*[27] hatte eine eindeutige Meinung zu Tierversuchen: »Gegenüber der Wissenschaft hat das Mitleid zu schweigen!« Er war bei der Erforschung von Malaria, Milzbrand und Typhus auf Tierexperimente angewiesen, um die Erreger eindeutig zu bestimmen, nachzuweisen und damit einen Meilenstein in der Medizin zu setzen.
- Grundsätzlich sind in Deutschland Tierversuche zur Entwicklung von Kosmetika und dekorativer Pflege verboten; es besteht aber kein Verbot, bereits entwickelte Kosmetika in Tierversuchen auf Verträglichkeit zu testen und damit zu werben
- Gegner von Tierversuchen weisen darauf hin, dass die menschliche und die tierische Reaktion des Organismus selten vergleichbar ist (Knollenblätterpilze sind für Menschen tödlich, für Kaninchen aber gute Nahrung; Penicillin kann für Meerschweinchen tödlich sein, für Menschen lebensrettend)
- Befürworter zählen die vielen Vorversuche am Tier auf, die nötig waren, bevor Organtransplantationen beim Menschen möglich wurden; Chirurgen schulen ihre Fertigkeiten nicht am Menschen, sondern an Schweinen und Affen, was den Patienten natürlich mehr Sicherheit und Therapieerfolg bringt

Können Sie sich vorstellen, dass ein Zoobesuch oder eine Zirkusvorstellung für viele Menschen im Hinblick auf den Tierschutz ein zwiespältiges Vergnügen ist?

Zoo:
- Bewahrt genetisches Material, das sonst aussterben würde, Auswilderung seltener Tiere
- Pflege und Aufnahme von beschlagnahmten Tieren
- Bewahrung der Tiere vor natürlichen Feinden und Hunger/Krankheit
- Pädagogischer Auftrag
- Unterhaltungswert
- Wildfänge werden manchmal zur Ergänzung des Bestandes akzeptiert
- Viel zu kleine Lebensräume (für Savannentiere, Affen, Raubtiere)
- Kein normales, artgerechtes Leben möglich (Jagdtrieb bei Raubtieren)
- Unterhaltungswert rechtfertigt manchmal das Vorhandensein von besonders gut zu vermarktenden Tieren (wie im Delphinarium)

---

[27] Robert Koch (1843–1910), deutscher Mediziner und Mikrobiologe, entdeckte die Erreger der Tuberkulose und der Cholera.

Zirkus:
* Unterhaltung und Freude für Menschen
* Aber oft nicht tiergerechte Haltung, Zwang zu nicht artgerechtem Verhalten

Man spricht Tieren häufig ganz bestimmte Eigenschaften zu, kennen Sie solche Zuordnungen?
* Listig (oder auch falsch) wie eine Schlange.
* Schlau wie ein Fuchs.
* Fromm wie ein Lamm.
* Fleißig wie eine Biene (eine Ameise).
* Dumm (geduldig) wie ein Schaf.
* Diebisch wie eine Elster.
* Stark wie ein Ochse.
* Wild wie ein Stier.
* Mutig wie ein Löwe.

Können Tiere so schlau sein wie Menschen, können Sie »denken« und »sprechen«?
* »Denken« ist oft das erstaunliche Ergebnis von Konditionierung oder Dressur: Tauben wurden konditioniert (mit Körnern auf bestimmten Bildern), sodass sie zielsicher Bilder von einzelnen Malern aus anderen herausfinden konnten. Sie hatten sich den Stil eingeprägt, nicht das einzelne Bild.
* Behauptungen über die Sprachfähigkeit von Tieren wurden als so bedrohlich empfunden, dass es 1980 auf einem internationalen Kongress zum erfolglosen Versuch kam, alle Forschungen zum Sprachvermögen von Tieren zu unterbinden (Papageien leisten auf diesem Gebiet Erstaunliches, sie haben es auch geschafft, in Einzelfällen Wörter zu Sinnzusammenhängen zu kombinieren)
* Das Ich-Bewusstsein von Menschenaffen ist z.T. so stark, dass sich einzelne Tiere nach intensivem Training über Computer oder Sprachtafeln mit ihrem Trainer »unterhalten« können und von sich mit Namen (wie Kleinkinder) sprechen.
* Tiere, die eng mit Menschen zusammen leben, machen sich durch Körpersprache und Laute verständlich; Mensch und Tier lernen die Signale des anderen richtig zu deuten, was Kommunikation möglich macht

1.2.9 Wir werden hand-greiflich

Mögliche Dekoration
* Blumengestecke
* Ausgestopfte Gummi- oder Baumwollhandschuhe (mit je einer Blume zwischen festgestecktem Daumen und Zeigefinger) werden auf Schaschlikspießen in Sand gefüllte Blumentöpfe gesteckt

- An einer Leine Handschuhe in allen Ausführungen (Arbeitshandschuhe, Handschuhe aus Leder, Seide, Spitze, Wolle …)
- Vergrößerte Fingerabdrücke einiger Personen
- Handabdrücke auf Papier

Mögliches Material
- Bilder von den »Zwei Händen« von *Auguste Rodin* oder den »Betenden Händen« von *Albrecht Dürer*
- Erwachsenenhände und Neugeborenenhand (Foto als Postkarte erhältlich)
- Beispiel von Brailleschrift (als Original oder im Bild)
- Einen oder zwei »Tastbeutel«, gefüllt mit unterschiedlichsten Gegenständen (Zahnpastatube, Rasierpinsel, Wäscheklammer, Löffel, Glühbirne, Zwiebel …)
- Bild von steinzeitlichen Handabdrücken (z. B. aus *Cueva de las Manos* in Santa Cruz, Argentinien)

Spiel:
Fadenspiel (für zwei Personen): Ein Fadenring wird über den gestreckten Fingern beider Hände gespannt und dann mit einzelnen Fingern aufgenommen, sodass Figuren entstehen

Zum Vorlesen in Passagen geeignet:
- Gedicht: Muttern's Hände von *Kurt Tucholsky*
- Handlesen auch für Kinderhände, Einführung und Anwendung von *Anne L. Biwer*
- Die schönsten Fadenspiele aus aller Welt von *Günter Frorath*
- Indisches Sprichwort: »Das Herz muss Hände haben, doch wehe, die Hände haben kein Herz!«

Hauptinhalte
- Hände als wichtiger menschlicher Körperteil (aus der Sicht der Medizin, Psychologie, Soziologie)
- Bedeutung in der nonverbalen Kommunikation
- Hände in der Kunst (in Wort, Bild und Plastik)
- Chirologie und Reflexzonenmassage

Schüsselfragen:
Stellen Sie sich ein Leben ohne Hände vor! In welchen Bereichen hätten Sie Probleme?
- Bei den meisten alltäglichen Arbeiten: Kochen, Essen, Körperpflege, Anziehen, Selbsthilfe
- Bei Tastinformationen wie warm, heiß, kalt

- Bei Oberflächenerkennung und Materialinformation wie glatt, rau, weich, hart, kratzig, fest
- Beim Herstellen sozialer Verbindung: Streicheln, Hand geben, Kind beruhigen, Nähe ausdrücken durch Handberührung, Segnen durch Handauflegung
- Bei nonverbaler Kommunikation: weniger Ausdrucksmöglichkeiten, individuelle, besondere Eigenheiten fallen weg

Was wissen Sie über den anatomischen Aufbau Ihrer Hände?

- Handwurzel (altes Anatomiegedicht zum Merken der acht Knochen: Der Kahn, der fuhr im Mondenschein im Dreieck um das Erbsenbein, Vieleck groß, Vieleck klein, am Kopf da muss ein Haken sein)
- Mittelhand (fünf Knochen)
- Fünf Finger (je drei Knochen) mit opponierbarem Daumen (zwei Knochen)
- Sehr vielseitige Gelenke

Die Hand ist ein Präzisionsinstrument mit einer Unmenge von Einsatzmöglichkeiten. Was kann man mit Händen alles machen?

- Kraftgriff mit ganzer Hand (Festhalten, je nach Material mit anderer Kraftdosierung) und Präzisionsgriff mit einzelnen Fingern (Schreiben, Nadel aufheben)
- Anfassen, aufheben, arbeiten beruhigen, berühren, beschützen, drohen, drücken, erwürgen, entfalten, einpacken, falten, fassen, fühlen, fixieren, glätten, greifen, hauen, heilen, kitzeln, kneten, kraulen, langen, locken, massieren, packen, schreiben, segnen, spielen, streicheln, tasten, umfassen, unterscheiden, verteilen, winken

Versuchen Sie einmal, mit den Fingern und Händen zu »sehen«

- Tastsäcke herumgehen lassen, Gegenstände ertasten und benennen lassen, dabei zuerst drei fühlbare Eigenschaften des Gegenstandes aufzählen (»ist hart, glatt und kalt«)
- Mit geschlossenen Augen erraten, was die Nachbarin auf den Handrücken »schreibt« (jeweils mit Bleistiftrückseite gezeichnete Wellenlinien, Zickzack, Striche und Kreise)

Warum neigen wir dazu, alles zu »begreifen«? Welche Rolle spielen die unzähligen Nervenenden in den Fingern, Fingerspitzen und Handinnenflächen?

- Ca. 4000 Nervenzellen enden in jedem Finger, die Hände haben dadurch engste Verbindung zum Hirn und machen differenzierte Wahrnehmung möglich; die Brailleschrift (Schrift für Blinde) ist ein Beispiel für die enorme Fähigkeit der menschlichen Finger zum tastenden Erkennen (wobei viel Übung nötig ist)
- Das Kleinkind »begreift« zuerst durch die sinnliche Wahrnehmung über die Hand oder den Mund; neue Sachen fassen wir zur besseren Einordnung

spontan gern an; wir brauchen die Verankerung im Hirn durch das Erfühlen einer Sache
- Wissenschaftler neigen zur Auffassung, dass das menschliche Hirn sich mit der Geschicklichkeit der Hände weiterentwickelt hat, weil so differenzierter Werkzeuggebrauch möglich wurde; die umfassendsten Umweltinformationen gehen über das »Begreifen« und Kinder brauchen diese Sinnesreize zur Entwicklung und Ausformung des Gehirns
- *Helen Keller* ist ein Beispiel für die Integration der Umwelt durch die »Erfassung« mit den Händen: Sie erkrankte mit 19 Monaten an einer Hirnhautentzündung, war von da an taub und blind, schaffte es jedoch mit Hilfe ihrer Erzieherin *Ann Sullivan*, die ihr das Alphabet in die Hand buchstabierte, sogar akademische Würden zu erlangen.
- Handgeschicklichkeit hängt aber auch von der möglichen Hirnleistung ab: Ein Klavierspieler kann nur so schnell Klavier spielen, wie sein Hirn in der Lage ist, die eintreffenden Sinnesreize mit den abgehenden Befehlen für die Muskeln zu kombinieren, auch wenn die Finger eigentlich »schneller« wären.

Unsere Sprache gibt uns viele Beispiele, wie wichtig die Hände für unser tägliches Leben sind, in welchen Redewendungen ist die Hand präsent?
- Handgreiflich werden.
- Das ist handlich.
- Er wird behandeln.
- Das schaffe ich freihändig.
- Die Hand fürs Leben reichen.
- Das Ding hat Hand und Fuß.
- Ich werde das in die Hand nehmen.
- Mit Handschlag besiegeln und in die Hand versprechen.
- Jemandem in die Hände spielen.
- Sich die Hände (Finger) verbrennen an etwas.
- Den Handlanger machen.

Viele zusammengesetzte Substantive weisen auf die Bedeutung der Hand hin, fallen Ihnen einige ein?
Handarbeit, Handakte, Handball, Handfeger, Handfeuerwaffe, Handgelenk, Handhabe, Handlanger, Handleserin, Handlung, Handpuppe, Handschuh, Handschlag, Handspanne, Handteller, Handtuch, Handwerk

Im zwischenmenschlichen Bereich ist die Hand ein fast unverzichtbarer Mittler. Welche Rolle spielen die Hände bei der Begegnung zweier Menschen?
- In europäischen Kulturen ist das Handgeben bei der Begrüßung gebräuchlich (Ausnahme: in England)

- Nur die »schöne« Rechte geben, lernt das Kleinkind; die Linke ist »schlecht« (in europäischen Kulturen galten »linke« Dinge als dem Bösen zugeordnet, außerdem konnte durch die rechte, die Waffenhand, sonst nach dem begrüßenden Händedruck mit der linken noch ein Dolch nachfolgen), bei den Arabern wurde die linke Hand zum Säubern auf der Toilette benutzt, daher galt sie als »unrein«
- Der Händedruck bei der Begrüßung erfolgt immer ohne Handschuhe (früher zeigte man damit Vertrauen in sein Gegenüber: Man erwartete kein Gift, keine Verletzungsgefahr)
- Begrüßung bei vielen arabischen Völker: das Salam-Zeichen (Berührung von eigener Stirn, Brust, Bauch mit der Rechten)
- Begrüßung vieler indischer Völker: das Namaste-Zeichen (zusammengelegte Hände vor der Brust)
- In vielen afrikanischen Kulturen gilt Händeklatschen als Begrüßung
- Papst und Priester legen die Hand zum Segen auf: Übertragung von Heil
- Dieben wurde im Mittelalter die rechte Hand abgehackt; die Entehrung war für die ganze Lebenszeit deutlich: Sie konnten niemandem mehr die richtige Hand geben
- Berührung durch die Hände bedarf einer gewissen Vertraulichkeit: Bei gesellschaftlich sehr hoch stehenden Persönlichkeiten war das Berühren absolut verboten (bei den englischen Royals ist das noch heute so)

Einige Menschen sind der Meinung, man könne aus dem Händedruck auf die Persönlichkeit schließen. Was könnte man vielleicht aus bestimmtem Verhalten heraus lesen?
- Fest und lange zudrücken: direkter Kontakt, möglichst enge Verbindung suchen, vertrauensvoll, manchmal »erdrückend«, aufdringlich
- Nur mit den Fingerspitzen zugreifen: die vermeintlich elegante, feine Art des Handgebens, ohne sich »schmutzig« zu machen
- Offene Innenhand nach oben: In der Hand befindet sich nichts Schlimmes, man will Harmlosigkeit und Ehrlichkeit vermitteln
- Die verdeckte Innenfläche beim Ausstrecken: Man möchte »keinen Einblick geben«
- Ausdauerndes Händeschütteln, vielleicht sogar ohne Blickkontakt: Show-Effekt, die anderen sollen sehen, wie höflich man ist
- Sehr flüchtig, ohne Druck, sofortiges Zurückziehen der Hand: scheu, keinen Kontakt wünschend, Distanz aufbauend

Gesten sind manchmal genauso aufschlussreich für das Gegenüber wie gesprochene Worte, welche »Ausdrücke« fallen Ihnen ein?
- Wichtig: Manche Gesten bedeuten nur in gleichen Kulturkreisen dasselbe, Missverständnisse sind bei kulturübergreifendem Austausch leicht möglich

- Bitten: Hände zusammenschlagen mit nach oben weisenden Fingerspitzen, oder ausgestreckte »Bettelhand«, zur offenen Schale gewölbt
- Harmlosigkeit zeigen: nach vorn weisende, offene, in Kopfhöhe gehaltene Hände, auch die Reaktion auf den Befehl: »Hände hoch«
- Geld fordern: Daumen und Mittel-/Zeigefinger aneinander reiben, Geld zählen
- Aufforderung zum Weitergehen: nach einer Seite Wedelbewegung mit der offenen Hand, die Handkante senkrecht gestellt
- Drohen, warnen: mit ausgestrecktem Zeigefinger hin- und herwackeln,
- Wütend: mit der Faust auf den Tisch schlagen
- Nervös: mit den Fingern auf den Tisch trommeln
- Glück wünschen, »Daumen halten«: Daumen in der senkrechten Faust verstecken
- Tötungsabsicht: mit ausgestrecktem Zeigefinger unter dem Kinn entlang waagerecht hin- und herfahren

Die Hand ist dem Menschen so wichtig, dass manche Kunstwerke nur Hände zeigen, kennen Sie einige?
- *Dürers* Betende Hände
- *Rodins* zwei Hände, Skulptur

Zitat *Rainer Maria Rilke* über Hände im Werk *Rodins*: »Es gibt im Werk Rodins Hände, selbständige, kleine Hände, die, ohne zu irgendeinem Körper zu gehören, lebendig sind. Hände, die sich aufrichten, gereizt, und böse, Hände, deren fünf gesträubten Finger zu bellen scheinen, wie die fünf Hälse eines Höllenhundes. Hände, welche erwachen, verbrecherische, erheblich belastete Hände und solche, die müde sind, die nichts mehr wollen, sich niedergelegt haben in irgendeinem Winkel wie kranke Tiere, welche wissen, dass ihnen niemand mehr helfen kann. Aber Hände sind schon ein komplizierter Organismus, ein Delta, in dem fern her kommendes Leben zusammenfließt, um sich in den großen Strom der Tat zu ergießen.«[28]

Fingerzähl- und Spielreime waren früher bei Kinderspielen sehr beliebt, kennen Sie noch einige?
- Das ist der Daumen,(aufstellen), der schüttelt die Pflaumen (Zeigefinger strecken), der sammelt sie ein (Mittelfinger strecken), der trägt sie heim (Ringfinger strecken), und der kleine Schelm futtert sie alle allein (kleinen Finger strecken, mit der anderen Hand anfassen und schütteln)
- Eins, zwei, drei, bicke bocke bei, vier, fünf, sechs, morgen kommt die Hex, sieben, acht, neun, die kann sich dann freu'n, denn dann kommt die zehn, da

---

[28] Rilke, Rainer Maria: *Auguste Rodin.* Leipzig 1920. entnommen aus: www. Portal Kunst, 2004.

müssen alle geh'n. (nacheinander werden die Finger hervorgestreckt aus der geschlossenen Faust und wieder darin verborgen)
- Butter, Butterstampfer – eine Hand muss weg! (Alle Fäuste liegen übereinander, gehalten durch den hoch in die nächste Faust gestreckten Daumen, es werden rührende Bewegungen mit dem »Stampfer« gemacht, bei »weg« muss die unterste Faust nach oben, um den dort weg gestreckten Daumen zu greifen)

Eine nicht invasive Beeinflussung der inneren Organe durch Behandlung der Hände verspricht die Reflexzonenmassage, was wissen Sie darüber?
- Man geht bei dieser Theorie davon aus, dass die Nerven der Hand auch mit Organen und Körperteilen korrespondieren und diese somit von der Hand aus beeinflussbar sind
- Augen, Ohren, Nebenhöhlen und Lungen liegen auf der rechten und linken Handfläche an identischen Punkten, Organe der rechten und linken Körperhälfte sind jedoch unterschiedlich angeordnet
- Schon im alten Ägypten gab es Darstellungen von Reflexzonenmassage und eine Einteilung der Hand in bestimmte Wirkfelder
- Möglich soll auch die Beeinflussung ganzer Krankheitsbilder sein: Linderung von Arthritis und Stoffwechselkrankheiten durch Bearbeitung bestimmter Punkte; etwa Entgiftung und Entschlackung durch Massage des Leberreflexpunktes
- Als wissenschaftlich gesichert gilt: Die aktive Beschäftigung der Hände mit dem Igelball regt die Hirnfunktion an (durch die ständige Meldung von Reizen) und fördert somit die Sauerstoffversorgung des Gehirns. Vor anstrengenden Denkleistungen sollten deshalb die Hände mit entsprechenden Massagen durch Tastwerkzeuge aktiviert werden.

Chirologie ist die Kunde vom Zusammenhang der Hand mit dem Charakter und Persönlichkeit eines Menschen. Können Sie sich Zusammenhänge zwischen dem Aussehen der Hand und den Eigenschaften des Menschen vorstellen?
Aussagen der Chirologie über die Handform:
- Rumpfhand: Überwiegt der Anteil des Handtellers, ist der Mensch eher pragmatisch ausgerichtet, aktives Handeln steht im Vordergrund
- Fingerhand: Überwiegen eher die Finger in der Gesamtlänge, stehen die Emotionen im Vordergrund, der Mensch ist weniger körperlich ausgerichtet
- Eckige Hand: Wirken die Hände oben bei den Fingern genauso breit wie unten am Handansatz, ist der Mensch vertrauenswürdig, zuverlässig, ein guter Kumpel, besonnen, lässt sich aber nicht ausnützen
- Spatelförmige Hand: Hände, die gut arbeiten können, jedoch mit Geist verbunden sind (Künstler, Chirurgen); diese Menschen geben sich selten mit Durchschnitt zufrieden, schonen ihre Kräfte nicht; es ist schlecht, sie zum Feind zu haben

- Ovale, eiförmige Hand: lässt schließen auf Ehrgeiz, feste Grundsätze, verbunden mit dem Willen zur Einordnung; diese Menschen fallen nicht gern auf, brauchen bei Beziehungen ihren Freiraum, wollen nicht erdrückt werden, schätzen Qualität vor Quantität
- Konische, spitze Hand: klassisch schöne Hände, orientieren sich zum Mittelfinger hin und deuten auf starke Sensibilität, künstlerische Ausrichtung; die Menschen haben angeblich wenig Kraft, um Krisen zu überstehen, Neigung zu psychosomatischen Krankheiten, sind geistreich, oft sehr religiös
- Knotige, schlanke Hand: philosophische Denkerhand, Knoten deuten darauf hin, dass etwas »gesammelt« wird, Wissen wird aufgestaut, bearbeitet, bevor es als Erkenntnis weitergegeben wird, der Mensch wirkt oft frühreif, ist vom Charakter sehr ausgeprägt in unterschiedlichste Richtungen, nicht impulsiv, analysiert vor dem Handeln
- Gotische Hände: schmal, lang gezogen, sehr spitze Fingerspitzen, Sehnsucht nach vergeistigtem Empfinden, ewig auf der Suche nach einem höheren Sinn

Handlinien sollen wichtige Indizien für vergangene und zukünftige Ereignisse und Gemütslagen des Menschen sein. Wie denken Sie darüber?
- Handleserinnen und Wahrsagerinnen berufen sich auf die Aussagekraft der Hand und ihrer Linien (Kopflinie, Herzlinie …) und Formen, Erfahrung und Menschenkenntnis spielen wohl entscheidende Rollen
- *C.G. Jung*, Philosoph und Psychoanalytiker, war Schüler von *Sigmund Freud* und befasste sich ernsthaft und jahrelang mit Chirologie
- *Galton*, Vetter von *Charles Darwin* (Evolutions- und Verhaltensforscher) gründete ein Institut in London, das sich auf daktyloskopische Untersuchungen der Handinnenseite spezialisiert hatte und eng mit Scotland Yard zusammen arbeitete; das war der Ausgangspunkt der modernen Verbrechensbekämpfung mit Fingerabdrucktechnik

1.2.10 Kleidung oder Verkleidung?

Mögliche Dekoration
- Blumengestecke
- Sari als Tischdecke (oder Schürzen))
- Eine Wäscheleine mit unterschiedlichsten Kleidungsstücken, vom Arbeitsanzug bis zu Spitzendessous (entweder sehr hoch oder sehr niedrig hängen, damit niemand verdeckt wird)
- Katalog oder Zeitungsbeilagen mit Kleidung
- Ankleidepüppchen mit einigen Bekleidungsteilen (fertig oder selbst ausgeschnitten)

Mögliche Materialien
- Unterschiedlichste Stoffproben: Cordstoff, Seide, Trikot, Leinenstoffe, Baumwolle …
- Bilder von Uniformen (Schuluniform, Pfadfinder, Polizei, Feuerwehr, Bundeswehr …)
- Bilder oder Bücher mit Kostümen der verschiedenen Epochen: sehr unterschiedliche Kleidung heraussuchen wie Empire, Biedermeier, Renaissance, Minirock, neueste Mode
- Bilder verschiedenster Trachten, vielleicht einen chinesischen Fächer oder einen bayrischen Gamsbarthut

Spiel:
Pantomimelied: Mein Hut, der hat drei Ecken

Zum Vorlesen in Passagen geeignet
- Des Kaisers neue Kleider von *Hans Christian Andersen*
- Ein Kleid von Dior von *Paul Gallico*
- Kleider machen Leute von *Hans Christian Andersen*
- *Sokrates* zu den *Kynikern*: »Aus jedem Loch Eures Gewandes sieht die Eitelkeit und der Hochmut!«
Indianisches Sprichwort: »Bevor Du einen Menschen beurteilst, solltest Du einige Wochen in seinen Kleidern herumlaufen.«

Hauptinhalte
- Zweck von Kleidung
- Kleidung und Kultur
- Mode als Teil des Lebens

Schlüsselfragen:
Sie alle haben sich heute Morgen beim Anziehen Gedanken gemacht, was Sie anziehen – aber sicher nicht darüber, ob Sie etwas anziehen. Warum ist das so? Warum ziehen wir uns so selbstverständlich Kleidung an?
- Schamgefühl verbietet in unseren Breiten das unbekleidete Herumlaufen (Ausnahme sind kleine Kinder)
- Man braucht Kleidung als Schutz vor Kälte und Witterung (der Mensch ist sehr viel empfindlicher gegen Kälte (250 000 Kältesensoren) als gegen Wärme (70 000 Sensoren)
- Man drückt etwas Individuelles aus: Das ist mein Stil, das passt zu mir, das gefällt mir nicht an mir. Kleidung ist ein sehr persönlicher Ausdruck über die Einstellung zu sich selbst, sein Selbstbild (jugendlich, altmodisch, aufgedonnert, mondän, langweilig, auffällig ….)

Früher gab es allgemeine, strenge Kleiderregeln. Was ist Ihnen aus Ihrer Erziehung noch in Erinnerung in Bezug auf Kleidung, was »macht man nicht« oder »was muss man«?

- Ein Hut war für die gut angezogene Dame früher ein »Muss«, wenn sie außer Haus ging, ebenso Strümpfe zu offiziellen Gelegenheiten, barfuß im Schuh war nur etwas für die Freizeit
- Der Herr trug in Gesellschaft von Damen stets ein Jackett, das Ausziehen war an eine Erlaubnis gebunden, wobei der Anstoß zum Ausziehen nur durch den Ranghöchsten kommen konnte; beim Sitzen wird das Jackett geöffnet, beim Aufstehen geschlossen (gilt immer noch)
- Krawatte oder ein Halstuch gehört bei jedem Herrn zur perfekten Kleidung, ein offener Hemdkragen ist nur im häuslichen Bereich oder beim Sport erlaubt

Kleider machen Leute, was ist an dieser Volksweisheit dran?

- Vorurteile (generalisierte Beobachtungen) werden häufig an Kleidung festgemacht: »Mit Leuten, die diese Art von Kleidung tragen, habe ich schlechte Erfahrungen gemacht, mit denen will ich nichts zu tun haben …«!
- Halo-Effekt: Man gewinnt einen ersten Eindruck über das äußere Erscheinungsbild eines Menschen und überträgt es unbewusst auf den Charakter und das Innere: »So gut und gediegen wie dieser Mensch gekleidet ist, kann er doch nur ein ehrlicher und verlässlicher Verkäufer sein.«
- Kleidung zeigt die Zugehörigkeit zu einer Klasse an: reich oder arm, gehobene Stellung oder »niedriges Volk«; man kann bewusst die andere Klasse imitieren und Zugehörigkeit demonstrieren oder ebenso eindeutig die Zugehörigkeit zur eigenen unterstreichen
- Jugend äußerte ihre Protesthaltung schon immer durch Kleidung, die die ältere Generation anstößig findet (bis unter das Knie hängende Schlabberhosen für Rapper, oder nachlässige Hippi-Ausstattung, betont kurze Röcke oder Minishorts, frühere »Charlestonkleider«)

Wenn viele Leute gleiche Kleidung tragen, nennt man das Uniform. Was soll die Uniform wohl bewirken?

- Individualität auslöschen: Bei Soldaten, Marine, Bundeswehr zählt nicht der Einzelne, er gilt als anonymes Teilchen, das die Menge ausmacht und unter bestimmten Voraussetzungen »funktionieren« soll; Kleidung dient als Zeichen, dass alle gleich sind, nur Vorgesetzte haben geringfügig andere Kennung
- Wir-Gefühl aufbauen: Die Uniform hilft auch, Ausgrenzungen durch ungleiche Kleidung zu vermeiden (unterbindet den Gruppenzwang zur Markenkleidung) und ein Gefühl für die gemeinsame Aufgabe zu erzeugen, z. B. in Schulen, bei Pfadfindern, immer häufiger bei Kommunionkindern, bei der Heilsarmee

- Identifizierung erleichtern: Polizei, Schwestern, Ärzte und Rettungssanitäter sind bereits an der Kleidung leicht zu erkennen und damit in ihrer Rolle ansprechbar
- Vor berufsbedingten Gefahren und Schmutz schützen: Feuerwehrleute, Schornsteinfeger, Monteure brauchen Schutzkleidung, die auf Grund der jeweils selben Arbeit natürlich gleich aussieht

Wo ist der Unterschied zwischen Kleidung und Verkleidung, wozu verkleidet man sich?

- Wenn andere Menschen über die eigene Zugehörigkeit zu einer Gruppe (jung, alt, gediegen, sportlich) oder den gesellschaftlichen Stand (reich, arm) bewusst getäuscht werden sollen
- Aus Spaß am Identitätswechsel (Fasching)
- Um eine Rolle besser und glaubwürdiger spielen zu können (Theater)
- Um sich auszuprobieren, herauszufinden, welche Rolle einem am meisten liegt (Jugendliche brauchen eine Zeit lang, um »ihren Stil« zu finden)

Manche Völker kommen fast ohne Kleidung aus, FKK-Anhänger finden sie auch überflüssig. Wie ist das in anderen Kulturen, wie denken Sie darüber?
Ein alter Duden definiert Schamgefühl so: »Es wirkt in dem Moment auf den einzelnen Menschen regulierend, in dem er sich bewusst wird, dass er sich außerhalb der von ihm anerkannten Verhaltensnorm befindet«; Adam und Eva sind typische Beispiele! Kulturelles Schamgefühl ist anerzogen und je nach Kultur bezieht sich die Tabuzone auf sehr unterschiedliche Körperteile:

- Tabuzonen in unserer Kultur: Genitalzonen und nähere Umgebung (knapper Bikini, große Ausschnitte lassen den »Tabubruch« aufregend nahe rücken))
- Weibliche Muslime verhüllen zusätzlich ihr Haar und die Beine
- Die Griechen des Altertums waren bei Wettkämpfen und im Gymnasium (dort wurde Sport betrieben, nicht gelehrt) nackt, fanden es aber unerhört beschämend, wenn bei Tisch das Hemd über das Knie heraufrutschte
- Bei den Israeliten im alten Babylon, das ansonsten sehr freizügig in seinen Ansichten war, mussten Priester im Tempel Beinkleider tragen, »damit der Tempelboden nicht ihre Blößen sehen kann«
- Beduinen verhüllen Gesicht und Mund (bei den Tuareg tragen Männer Gesichtsschleier und lassen sich auch beim Essen nicht ins Gesicht sehen)
- Einige Stämme in Zentralafrika finden nichts dabei, nackt durch den Alltag zu gehen, bei der Feldarbeit müssen die Frauen aber dichte Blätterbüschel an einer Schnur um die Hüfte tragen, damit »der Himmel nicht den Popo sieht beim Bücken« …
- Japaner finden es äußerst unschicklich, die nackten Fußsohlen gezeigt zu bekommen

Kleidung ist seit Jahrtausenden in Gebrauch, und sie hat sich immer wieder nach der »neuesten Mode« verändert. Für wie wichtig halten Sie die Mode?

- Hängt mit der gesellschaftlichen Situation zusammen: Für die Mutter von einigen Kleinkindern ist modische Kleidung nicht so wichtig wie ihre Funktionalität; für die Geschäftsfrau ist das gute Aussehen Teil des Berufs
- Modische Kleidung kann einem das Gefühl geben, etwas wert zu sein, etwas für sich zu tun, zur modernen Gesellschaft »dazu zu gehören«; Kleidung, von der man weiß, dass sie von der Umgebung akzeptiert wird, trägt zum selbstbewusstem Auftreten bei
- Kleine Eitelkeiten können befriedigt werden: Kaschieren von ein paar Kilo zu viel, Herausstreichen besonders hübscher, individueller Kennzeichen

Wie ging es mit der Mode los, was glauben Sie, wie sahen die ersten Kleidungsstücke aus?

- Gewand kommt von »gewunden«: den Rock trug man (Mann und Frau) jahrtausendelang als Lendentuch, Schamschutz oder Hüfttuch, mal kürzer oder länger, gestärkt oder einfach als Stoffbahn geschlungen; Sumerer, Griechen, Römer, Ägypter trugen Röcke; Schotten und Indonesier tragen den Rock noch heute als Volkstracht; einige asiatische Völker kombinieren den Rock mit Hosen, die meisten tragen ihn solo
- Das zweit beliebteste Stück war der Poncho oder Umhang, ursprünglich als Überwurf in Form eines einfachen Tuches als Hirtenmantel (= *casula*), später in bestimmten Berufen verfeinert als Messgewand (= *Kasel*), der Priester als Hirte der Menschenseelen
- Ärmel kamen erst sehr spät in Gebrauch und waren lange Zeit zum Anknöpfen

Heute sind Sie sehr frei in Bezug auf das morgendliche Auswählen Ihrer Kleidung. Das war, auch in unseren Breiten, nicht immer so! Fallen Ihnen Beispiele aus unserer und anderen Kulturen ein?

- Sehr strenge Kleidungsvorschriften gab es bis ins späte Mittelalter: Keine Bürgersfrau durfte sich anziehen wie eine Adlige, die Wahl des Stoffes war nur in engen Grenzen frei, die einzelnen Zünfte hatten strenge Kleidungsvorschriften, Prostituierte mussten an Kleidungsfarbe erkennbar sein (mindestens gelbe Bänder haben); 1751 gab es einen öffentlichen Prozess gegen zwei Bauernmädchen, die es gewagt hatten, »in panier« zu gehen (Reifröcke zu tragen)
- Vor allem in katholischen Ländern hatte die Kirche entscheidenden Einfluss auf die Kleidung (Spanien um 1500: kein Hinweis auf das Geschlecht durfte sichtbar sein, bei den Männern wurden bis zum Knie reichende Ballonhosen mit Rosshaar ausgestopft ohne die vorher übliche Schamkapsel; die Damen möglichst verhüllt, kein Stückchen Arm oder Bein durfte sich zeigen, keine Brust sich wölben)

- Die strenggläubige Muslima trägt Kopftuch oder Burkha, den Ganzkörperschleier (heute noch in Afghanistan)
- Früher gab es in der Kleidung genaue Unterscheidung zwischen Verheirateten und Ledigen (Kappe, Haube)

Einige unbequeme und für heutige Begriffe seltsame Auswüchse kennen Sie sicher auch, die sich die Mode im Laufe der Jahrhunderte geleistet hat?

Geschnürte Korsetts

- Erotische Zutat: Korsetts waren zwar Teil der Unterwäsche, aber durchaus zum Ansehen bestimmt (da hat sich wenig geändert ...)
- Modisches »Muss«: Die Oberbekleidung verlangte dünnste Taillen, die nur durch Schnürung möglich waren (heutiger Rekord im Guinessbuch der Rekorde: 38 cm) Liselotte von der Pfalz beschwerte sich um 1720 über die steifen »Leibstücker«
- Ursache weiblicher Ohnmachten: durch die Pressung der Lungen öfter Luftmangel, ebenso Verformung innerer Organe und des Skeletts
- Als medizinische Hilfe bei Skoliose und Wirbelsäulenbrüchen, Osteoporose

Schlitzkleidung (um 1400)

- »Zerhauene« Kleidung der Landsknechte wurde imitiert, d. h. die Ärmel und Hosenbeine aufgeschlitzt und mit Seide unterfüttert, reiche Bürger übernahmen die Kriegskleidung in verfeinerter Form, um als »harte Kämpfer« zu gelten; Schamkapseln wurden oft grotesk gefüttert

Schnabelschuhe ab ca. 1000 n. Chr.

- Sie waren mit ihren bis zu 70 cm langen Spitzen (»auf großem Fuß leben ...«) letztendlich so störend, dass das Tragen nur den Adligen bei besonderen Gelegenheiten erlaubt war; man befestigte die Spitzen mit Riemchen am Bein, um überhaupt laufen zu können; im 13. Jhd. wurden sie wegen zu vieler Unfälle verboten

Reifröcke (um 1600)

- Beim Adel und in höheren Gesellschaftsschichten ein sehr beliebter Unterrock unter einem Übergewand aus Seide oder feinster Baumwolle (»Tugendwächter«, Panier, Krinoline), auf Reifen aus Fischbein, Knochen oder Holz
- Der erste Reifrock kam aus Paris und war ein mit Wachstuch überzogener Reifen, der beim Gehen Geräusche erzeugte (»die Kreischerin«)
- Das Passieren einer Tür war häufig nur seitlich möglich
- Weniger betuchte Frauen trugen den »Weiberspeck« (einen dicken Ring aus Stoff um die Hüften gebunden)

Welche Kleidungsstücke zeigen eine bestimmte gesellschaftliche Stellung oder einen Beruf an?

• Doktorhut und »gown« (Umhang) bei der feierlichen Verleihung des Doktorgrades
• Purpurmantel und Hermelin des Kaisers
• Robe von Richter und Anwalt
• Rotes Bischofsgewand und Mitra des Papstes

Jedes Volk hat seine eigene Kleidungsform, woran erkennen Sie eine Japanerin, Türkin, Spanierin …?

Japan: Kimono, Indonesien: Sarong, Bayern: Dirndl, Schwarzwaldmädchen: Bollenhut, Indien: Sari, Türkei: Kaftan und Fez, Spanien: Mantilla, Arabische Emirate: Burnus, Mexico: Sombrero, Schottland: Kilt, Russland: Kasack

Heute gibt es viele modische Attribute nicht mehr, die in vergangenen Jahrhunderten noch zur Grundausstattung gehörten:

Reifrock, Chemisette, lange Spitzenunterhose, geknöpfte Unterhose, Mieder, Muff, Frack, Melone, Zylinder, Gamaschen, Galoschen, Kapotthut, Pellerine, Haube, Petticoat, Jabot, Glacéhandschuhe, Leibchen mit Strapsen

Kleidung hat einen engen Bezug zum alltäglichen menschlichen Dasein, wie man aus der Menge der Redewendungen sieht:

• Kleider machen Leute.
• Unter die Haube kommen.
• Alles unter einen Hut kriegen.
• Das ist ein alter Hut.
• Das geht über meine Hutschnur.
• Den Mantel nach dem Wind richten.
• Eine reine Weste haben.
• Jemandem etwas in die Schuhe schieben.
• Ein Schürzenjäger sein.
• Jemanden mit Glacéhandschuhen anfassen.
• Sich auf die Socken machen.
• Das letzte Hemd hat keine Taschen.
• Jemandem die Hose stramm ziehen.
• Mir ist das Herz in die Hose gerutscht.
• Mir ist das Hemd näher als die Jacke.
• Jemanden bis aufs Hemd ausrauben.
• Das ist Jacke wie Hose.

Kleidung zieht ihren Nutzen auch aus dem Material, aus dem sie hergestellt ist. Welche Materialien kennen Sie für Bekleidung?

- Natürliche Stoffe und Kunststoffe (unterschiedliche Eigenschaften in Bezug auf Wärme, Kälte, Nässe, Feuchtigkeit, Verschmutzung, Waschbarkeit und Trocknung)
- Stoffe für moderne Funktionsbekleidung wie Bergsteigerkleidung, Sportkleidung (wasserdicht, aber dampfdurchlässig), Schutzkleidung für Feuerwehr und Sportwagenfahrer (nicht brennbar)
- Verschiedene Stoffarten (Atlasseide, Alpaka, Alkantara, Baumwolle, Brokat, Batist, Chintz, Crepe de Chine, Chiffon, Damast, Dralon, Etamin, Filz, Flanell, Halbleinen, Jersey, Kattun, Kaschmir, Kammgarn, Leinen, Loden, Lurex, Musselin, Manchester, Nylon, Perlon, Popelin, Plüsch, Rips, Reyon, Seide, Samt, Satin, Schurwolle, Taft, Tweed, Tüll, Viskose, Velour, Vlies, Wolle, Webpelz, Zellwolle, Zellstoff)

Was hat Kleidung mit Gesundheit zu tun?

- Rheumawäsche für gleichmäßige Wärme
- Natürliches Wollvlies als Prophylaxe des Dekubitus
- Gestrickte Wollwindeln gegen Wundwerden der Babys (früher gern verwendete Alternative zu Baumwollwindeln oder gar Wegwerfprodukten, natürliches Lanolin der Schafwolle pflegte die zarte Haut und verhinderte das Eindringen von Reizstoffen)
- Funktionsstoffe können durch besondere Fasern, die Schweiß nach außen durchleiten, die Haut trocken halten, weniger Erkältungsgefahr (besonders bei Bergsteigern)
- Wasserundurchlässige Oberstoffe verhindern das Vollsaugen von Kleidung mit Wasser und damit Auskühlung
- Tauchkleidung schützt vor Verletzung und Unterkühlung
- Besonders elastische Kunststoffe üben nach Operationen, bei Verbrennungen (gegen Narbenbildung) oder Venenkrankheiten Kompression aus

Ein wesentlicher Unterschied von heutiger zu früherer Kleidung ist die Beliebigkeit und Austauschbarkeit. Wie war das vor 200 Jahren mit dem »Lieblingskleid« oder dem jährlichen »neuen Frühjahrskostüm«?

- Kleidung war früher wertvoller (oft eigene Herstellung: beginnend vom Rohstoff Wolle über das Spinnen und Weben bis zum Färben und Nähen)
- Kleidung hatte eine enge Verbindung mit der Person, wurde bei Bedarf geändert und blieb im Gebrauch, bis sie nicht mehr verwendbar war (Trachten gab es als Alltags-, Sonntags- und Festtagsausführung, erneuert wurde bei Bedarf die Bluse oder Schürze, die Trägerin kam damit ihr Leben lang aus)
- Begräbnis oft in der langjährigen Festtagskleidung

- Heute gibt es wenig Bezug der Kleidung zur Trägerin, sie wird beliebig erneuert und modisch ergänzt, man behält eventuell einen bestimmten Stil bei, wird
  aber selten ein bestimmtes Kleid oder einen Pullover auf Dauer tragen wollen
- Haltbarkeit ist heute angepasst an die kurze, modische Verwendbarkeit, früher
  wurden oft noch Kinderkleider aus alter Kleidung geschneidert

2   Der Männerstammtisch

Das allgemeine Konzept und die Ziele können sehr ähnlich dem Damentreff gewählt werden, die Dekoration wird etwas sachlicher ausfallen, die Themen stimmt man mehr auf das Interessensgebiet der Herren ab. Wenn man die Dauer auf ca. eine Stunde beschränkt, bleiben meist nicht mehr als 30 Minuten für das Gespräch zu einem aktuellen Thema. Da läuft es dann eher auf einige wenige Schlüsselfragen hinaus, je nachdem, wie ausführlich man sich mit der ganzen Tageszeitung aufgehalten hat.

Das »Lesen« der Tageszeitung kann als Streifzug durch die interessantesten Artikel gestaltet werden, indem einige Abschnitte von der Gruppenleiterin, inhaltlich etwas zusammengefasst, vorgelesen werden. Je nach Zeitrahmen wartet man Kommentare ab und kann auf solche auch kurz reagieren. Aber wenn sich abzeichnet, dass ein Thema besonderes Interesse weckt, vielleicht sogar zum herausragenden Ereignis der Woche gehört, ist der Übergang zum nächsten Konzeptpunkt fließend. Zum »Ereignis der Woche«, über das Radio oder Fernsehen meist mehrere Tage ausführlich berichten, haben viele Teilnehmer etwas zu sagen. Außerdem ist es wichtig, nicht allzu sehr im Beliebigen zu bleiben, sondern die Konzentration auch einmal zu vertiefen. Zu diesem Ereignis muss man sich natürlich vorher etwas informieren, sodass man selbst auch die Beiträge ergänzen kann. Es kann ein politisches (z. B. Wahlen) oder ein besonderes sportliches Geschehen (z. B. Fußballweltmeisterschaft, Endspiel) sein oder eine allgemein interessante und aktuelle gesellschaftliche Begebenheit (z. B. Hochzeit bekannter Adliger oder Schauspieler, Nobelpreisverleihung)

Das »aktuelle Thema«, über das man sich dann länger austauscht, kann aus der Tageszeitung gewählt werden oder aus einer anderen Zeitung oder Zeitschrift stammen. Nachdem dieser Artikel Grundlage für das folgende Gespräch sein soll, ist es sinnvoll, dazu einige Schlüsselfragen vorzubereiten. Diese werden sich zuerst auf den konkreten Inhalt beziehen, können zur Vertiefung dann aber – wie bei den Beispielen des Damentreffs – verwandte und allgemeine Bereiche streifen, damit eigene Erfahrungen angeknüpft werden können.

Ein Spiel, eine Gedächtnis- oder Denkübung zur Förderung der Basisfähigkeiten sollte anschließend eingebaut werden – es trägt zur Transparenz der Ablaufstruktur bei, wenn es immer auf das aktuelle Thema folgt und dieses noch etwas vertieft.

In der Regel werden es weniger Herren sein, die in Frage kommen, man kann sich also eher auf eine Kleingruppe von fünf bis zehn Teilnehmern einstellen. In dieser Runde ist es auch einfacher, bei der Themenwahl biografische Besonderheiten zu berücksichtigen und Gespräche sehr persönlich zu führen.

2.1 Mögliches Konzept und Ziele für den Männerstammtisch

Begrüßung der ankommenden Herren beim Eintreffen
Ziel:
- Persönliche Atmosphäre schaffen, Auflockerung, Vertrauensbildung

Verteilen der Namensschilder durch einen oder zwei Teilnehmer
Ziele:
- Sich untereinander kennenlernen
- Aktives Sprechen fördern, Hemmungen abbauen durch Fragen nach Namen
- Förderung von sozialen Kontakten

Gemeinsames Durchsehen der lokalen Tageszeitung, Gespräch über ein besonderes Ereignis der letzten Tage (»Was gibt es Neues in der Welt?«)
Ziele:
- Interesse wecken für die Geschehnisse außerhalb des Hauses
- Gelegenheit geben zum spontanen Äußern

Verteilen der Getränke und Snacks, Gespräche über die Dekoration (die eher sparsam, dafür aber eindeutig sein sollte)
Ziele:
- Einstimmung ins Thema
- Förderung von Entspannung, Wohlfühlen

Einstieg ins Thema durch Vorlesen eines ausgewählten Artikels aus einer Zeitung, Zeitschrift oder Broschüre, kurze Zusammenfassung durch die Teilnehmer
Ziele:
- Das Thema soll in den Aufmerksamkeitsfokus gebracht werden
- Erfassung von Zusammenhängen soll geübt werden

Allgemeines Gespräch über den Inhalt und die Hintergründe
Ziele:
- Die Teilnehmer sollen Selbstvertrauen gewinnen durch die allmähliche Teilnahme am allgemeinen Gespräch
- Soziale Zuwendung und besseres Kennenlernen sollen durch den Gedankenaustausch gefördert werden

Basisverbreiterung durch Schlüsselfragen zum Thema
Ziele:
- Konzentrationssteigerung
- Einbeziehen von möglichst vielen Teilnehmern und Meinungen

Gezieltes Training von Basisfähigkeiten (durch ein Spiel, eine Denkübung ...)
Ziel:
- Förderung von Wortfindung und -bildung, Merkfähigkeit, logischem Denken, Denkflexibilität

Schluss mit einem gemeinsamen Lied
Ziel:
- Zusammenführung, beschwingten Ausklang ermöglichen

2.2 Themen und mögliche Ausführungen

2.2.1 Ein Wald ist mehr als viele Bäume ...!

Anlass zum Thema könnten Berichte über klimabedingtes Waldsterben sein, über Baumfällaktionen, über jahreszeitlich aufkommende Waldschädlinge, über Waldschäden durch Stürme und Lawinen ...

Mögliche Dekoration:
- Holzspäne
- Kleine Blumengestecke, eventuell auf Borkenstücken
- Wenn es die Jahreszeit zulässt: kleine Pilzarrangements auf Moos

Mögliches Material zum Zeigen und zur Gesprächsvertiefung
- Bilder unterschiedlichster Bäume
- CD, z. B. mit Geräuschen aus einem Dschungel
- Schälchen mit Waldboden, mit Folie verschlossen gegen »Aromaverlust«
- Ein Fläschchen Brandwein (als Beispiel für Holznutzung, an die man eher nicht denkt)
- Terpentinöl (stark riechendes Holzerzeugnis)
- Eukalyptusbonbons als Produkt aus Eukalyptusbaumöl

Passendes Lied:
»Am Brunnen vor dem Tore, da steht ein Lindenbaum ...«

Spiele und Übungen zum Thema

- Gedächtnistraining: »Einen Wald pflanzen«. Der erste Teilnehmer beginnt: »Ich pflanze einen Walnussbaum«, der nächste wiederholt: »Ich pflanze einen Walnussbaum und einen Kirschbaum«, der dritte schließt an: »Ich pflanze einen Walnussbaum, einen Kirschbaum und einen Eichenbaum« …
- Baumquiz: In nummerierten Gläsern stehen Zweige mit verschiedenen, charakteristischen Blättern (Pappel, Eiche, Eibe, Haselnuss, Ahorn), auf einem Arbeitsblatt soll hinter den Baumnamen geschrieben werden, welche Glasnummer jeweils zu welchem aufgeführten Baum gehört. Wenn man mag, kann man auch ein »gesuchtes Wort« aus Buchstaben der gefundenen, richtigen Lösungen einbauen.

Schlüsselfragen

Wälder gibt es seit vielen Jahrtausenden auf der Erde, sie sind sehr unterschiedlich, welche kennen Sie?

- Laubwälder (natürlich vorkommend im Tiefland, sommergrüne Bäume wie Buchen, Erlen, Eichen)
- Nadelwälder (natürlich vorkommend in Mittelgebirgslagen mit kühlerem Klima, im Tiefland ausschließlich von Menschen angelegt, Ende des 18. Jhd. begann man gezielt mit Wiederaufforstung von nutzbarem Wald)
- Mischwälder (gemischte Waldgesellschaft aus Laub- und Nadelwäldern, widerstandsfähig gegen viele Klimaschwankungen, artenreicher als Monokulturen)
- Regenwälder (tropische Regenwälder in fast allen Gegenden mit regenreichem und feuchtwarmem Klima, Südamerika, Australien, sehr artenreich in Fauna und Flora)
- Nebelwälder (in Höhen von ca. 3 000 m anzutreffen, es leben viele Aufsitzerpflanzen auf den Bäumen, Baumkronen »kämmen« Wasser aus dem häufig vorhandenen Nebel, gleichen so relative Trockenheit aus, wichtiger Wasserspeicher)
- Bergwälder (am Ende der letzten Eiszeit vor ca. 7 000 Jahren waren noch zwei Drittel der Berghänge mit Wald bedeckt, heute sind es nur noch ein Drittel)

Warum bewegt es uns, wenn die Wälder schaden nehmen, welchen Wert hat der Wald für den Menschen?

- Wichtiger Faktor im Ökosystem (»grüne Lunge«)
- Erholungswert (beruhigend, anregend, erholsam)
- Holzwirtschaft
- Früher wichtiges Ressort zum Sammeln von Lebensmitteln (Pilze, Beeren, Kräuter)
- Früher Brennstofflieferant zum Heizen und Kochen (Sammeln von Zapfen und Kleinholz, man brauchte Erlaubnis vom Förster zum »Auskehren«)
- Medizinische Nutzung vieler in tropischen Wäldern vorkommenden Pflanzenarten

Durch welche menschlichen Eingriffe werden ganze Wälder zerstört oder ziehen sich in der Fläche radikal zurück?

- Durch einschneidende Klimaänderungen wie Trockenheiten, Stürme, Lawinen, durch sauren Regen, der aus erhöhter CO_2-Abgabe in die Erdatmosphäre resultiert, (CO_2 kommt mit dem Regen in teilweise gelöster Form wieder auf die Erde)
- Durch Abholzen (rein wirtschaftliche Erwägungen beim Abholzen von tropischen Luxushölzern des Dschungels z.B. in Brasilien, keine Rücksicht auf Tiergruppen oder andere Bäume oder Neupflanzungen)
- Durch Anlage von Monokulturen, wie Teak oder Mahagoni, werden die natürlichen Ökosysteme zerstört, sie sind anfälliger für Krankheiten, Windbruch, bieten weniger Arten Schutz und Nahrungsgrundlage, werden ausschließlich für wirtschaftliche Belange gepflanzt und auch wieder abgeholzt
- Durch Zersiedelung und Bebauung mit Häusern und Autobahnen
- Durch Nutzung von immer mehr Berghängen für Skifahrer müssen Bäume einmal für Pisten weichen, zum anderen bieten die Schneisen Stürmen Angriffsfläche, sodass angrenzender Wald häufig in Folge geschädigt wird

Der Wald bietet vielen Lebewesen Raum, er ist wie ein Haus mit Stockwerken, in denen einzelne Bewohner zuhause sind. Wie sehen die Stockwerke wohl aus und wer lebt in ihnen?

Bodenschicht
- Keller: Vorratshaltung (Speicher von Mineralien, Nährstoffen, Wasser)
- Verwertung von Rohstoffen: Regenwürmer verwandeln Rohstoffe in Humus Abgestorbenes wird von Bakterien und Pilzen zersetzt
- Fundament: Die Wurzeln aller Pflanzen sitzen darin fest
- Wohnräume für viel mehr Organismen als im oberirdischen Bereich

Moos- und Kräuterschicht
- Erdgeschoss
- Die Bewohner sind Nahrungsgrundlage für größere Tiere und bewirken eine Grobzerkleinerung des Abfalls für die Kellerbewohner (Asseln, Käfer, Mäuse, Frösche)
- Schutz vor Schäden am wichtigen »Hausfundament« (gegen Austrocknung)

Strauchschicht
- »Kindergarten« der Bäume (Schutz vor Sonne und Trockenheit, Hilfe beim Anlehnen und Aufwachsen), Windschutz an Waldrändern
- Deckung und Brutzone für Waldvögel, Rehe, Hirsche, Wildschweine, Igel, Dachse

Baumkronenschicht
- Dach: Baumkronen geben Schutz vor Sonne und Wind
- Nistplätze für Vögel, Eichhörnchen, Siebenschläfer
- Rinde bietet unzähligen Bewohnern Unterkunft und Lebensraum
- Früchte der Bäume sind Nahrung für Vögel, Insekten und Säugetiere

Der Baum als herausragendes Lebewesen im Wald ist Ihnen sicher als Holzlieferant bekannt. Was kann denn alles aus Holz entstehen?
- Das Wort Holz kommt aus dem althochdeutschen und bedeutete »Abgehauenes«
- Nachwachsender Brennstoff (auch in modernen Heizungen als »Pellets« oder Hackschnitzel)
- Holzwolle als Packstoff und zum Ausfüttern
- Papier
- Baustoff (Stützholz, Zimmerei, Masten)
- Grundstoff für Holzwerkstoffe (Pressspanplatten, Furniere, Tischlerplatten)
- Ausgangsmaterial für Branntwein (in der ehemaligen DDR verwendete man dazu die bei Zellstoffherstellung anfallende Ablauge, die beim Abkochen des Holzes in verdünnter Schwefelsäure entstand. Dieser Feinsprit wird auf Trinkstärke zu Trinkbranntwein verdünnt und ist nicht gesundheitsgefährlicher als Obstler oder aus Getreide gebrannter Schnaps)
- Musikinstrumente (Flöten, Klavierbau, Klanghölzer, Xylophon, Didgeridoo der Aborigines, Rasseln, Türharfen)
- Möbel und Skulpturen (z. B. Krippenfiguren)

Besondere Bäume liefern zusätzlich wertvolle Heilmittel, Genussmittel und Werkstoffe. Fallen Ihnen da einige Bäume ein?
- Terpentin (entsteht durch Harzgewinnung aus bestimmten Koniferen, meist Kiefern; ist eine farblose bis gelbliche, giftige Flüssigkeit, Ausgangsmittel für Salben, Pflaster, Kitt, Ätzgrund, enthalten in vielen Lacken, Farben, Firnissen)
- Kautschuk (Latexsaft wird durch rautenförmige Schnitte aus dem Gummibaum gewonnen, früher der einzige, elastische Werkstoff, heute meist durch Kunststoffe ersetzt, Latexallergie möglich)
- Chinin (aus der Rinde des Chininbaumes gewonnen, wirkt schmerzstillend, betäubend, fiebersenkend, Wehen fördernd, früher zur Abtötung der Malariaerreger verwendet; der Bitterstoff ist beliebt in bestimmten Getränken (Bitterlemon, Underberg und Tonicwater), Überdosierung ruft den Tod durch zentrale Atemlähmung hervor
- Lindenblütentee (aus der Blüte des Lindenbaumes, wirkt bei Katarrhen und Erkältungen Hustenreiz stillend, beruhigt Halsschmerzen, wirkt fiebersenkend und wird auch bei Nierenentzündung und Rheuma eingesetzt)

- Teebaumöl, Eukalyptusöl (desinfizierend, entzündungshemmend als Grundlage für Salben, Tinkturen, Bonbons)

2.2.2 »Sport ist Mord«

(frei übersetzter Ausspruch von *Winston Churchill*, englischer Premierminister und Literaturnobelpreisträger)

Mögliche Dekoration:
- Blumengestecke
- Glasröhrchen mit Aufschrift »Dopingmittel«, können gefüllt werden mit Smarties oder anderen, kleinen runden Süßigkeiten
- Eventuell vorhandene Fußballschuhe oder Baseballschuhe, zusammengeschnürt auf einem Handtuch
- Baseball, Handball oder Gymnastikbälle, Tennisschläger

Mögliches Material:
- Bilder von bekannten Sportlern (Max Schmeling, Boris Becker, Oliver Kahn, …)
- Luftballons, Schnur und zwei Ständer zum Befestigen (alternativ nach Befestigungsmöglichkeiten für die Schnur an Wand oder Fenster suchen, eventuell an vorhandene Bildernägel hängen oder mit Tesafilm an Schränke kleben)

Zum Vorlesen geeignet:
- Artikel aus dem Sportbereich, eventuell über Doping, über Fußballereignisse, über Sport als Gesundheitsfaktor …
- »Ode an den Sport« von *Joachim Ringelnatz*

Passendes Lied:
Auf, du junger Wandersmann …

Mögliche Spiele und Übungen:
- Tischvolleyball mit einem Luftballon: Zwei Mannschaften sitzen sich gegenüber und versuchen, den Luftballon jeweils über die Schnur auf die andere Seite zu spielen, er soll dort nicht auf den Boden aufkommen (gut als Abschluss geeignet, vorher die Tische abräumen, eventuell mit den Stühlen etwas vom Tisch abrücken, aufpassen, dass die Stühle wirklich gut stehen, keine Hocker verwenden wegen der Unfallgefahr)
- Arbeitsblatt mit zwei Spalten: in einer sind Sportarten aufgelistet, in der anderen Bilder von Sportgeräten; es sollen jeweils die zusammen gehörenden Begriffe mit Strichen verbunden werden (Eishockey – Puck, Tischtennis – Tischtennisball, langer Poloschläger oder Pony – Polo, Handschuhe – Boxen,

Reifen – Kunstturnen, Federball – Badminton, Golfball – Golf, ovaler Ball – Football, Fußball – Fußball, Kugel – Kugelstoßen, Florett – Fechten)

Mögliche Schlüsselfragen:
Sport kennen Sie vielleicht noch von früher aus den Sportvereinen. Welche Sportarten wurden dort betrieben?
Leichtathletik:
- Gehen, Laufen, Hürdenlauf, Staffellauf, Weitsprung, Hochsprung, Dreisprung, Kugelstoßen, Hammerwerfen, Speerwerfen
Ballspiele:
- Fußball, Handball, Volleyball, Basketball, Tischtennis, Tennis

Warum haben Menschen wohl angefangen, »Sport« zu treiben?
- Wichtige Übung für den Ernstfall: Fechten, Reiten und Schießen waren überlebenswichtige Fähigkeiten für Ritter und Menschen, die für Kriegsdienste herangezogen werden konnten
- Spaß an Wettspielen und am Kräftemessen, schon im Altertum als Möglichkeit, das Konkurrenzdenken auszuleben (Sparta – Athen)

Welche guten Gründe fallen Ihnen ein, heutzutage Sport auszuüben?
- Gesundheitliche Überlegungen (»Hobbysport« ist für viele Menschen ein wichtiger Faktor zur Gesundheitsvorsorge durch spezielle Rückengymnastik, Ausdauersport, Herzsportgruppen, Aufbaugymnastik nach Verletzungen …)
- Gesellschaftlicher Nutzen (im Tennisclub oder im Golfclub kann man auch Beziehungen knüpfen …)
- Soziale Gründe (Sportclubs sind gut gegen Einsamkeit, man findet Gleichgesinnte)
- Geld (Leistungssport ist heute zum Teil mit sehr hohen Summen verbunden)

Welche Funktion – außer für die Gesundheit des Einzelnen – übernimmt Sport heute?
- Er unterhält die Massen (vor den Bildschirmen und in den Stadien)
- Er ist ein wirtschaftlicher Faktor geworden (Firmen, die Sportartikel herstellen, sind wichtige Arbeitgeber, die sowohl direkt Arbeitsplätze bereitstellen als auch durch Bezug des Materials bei Zusatzlieferanten deren Arbeitsplätze sichern)
- Breitensport produziert Vorbilder: Zur Zeit von Boris Becker verzeichneten Tennisclubs hohe Zuwächse an Mitgliedern

Warum ist Sport eigentlich so gesund, auch im Alter?
- Sport kann den Blutdruck und den Stoffwechsel positiv beeinflussen; das Herz wird trainiert und die Sauerstoffversorgung in allen Zellen, auch des Gehirns, wird verbessert

- Muskelabbau kann verhindert werden
- Osteoporose wird vorgebeugt
- Beweglichkeit und Geschicklichkeit werden trainiert und Stürzen somit vorgebeugt
- Muskeln können in jedem Alter aufgebaut werden, es muss nur die passende Sportart gewählt werden und ein dem Alter angemessenes Training

Immer wieder hört und liest man von Dopingfällen beim Leistungssport, was hat es damit auf sich?

- Doping ist der Versuch, mit unerlaubten Mitteln und Medikamenten die Leistung des Körpers zu steigern (jeder Teilnehmer öffentlicher Wettkämpfe verpflichtet sich, keine Dopingmittel zu nehmen, trotzdem übertreten einige Sportler dieses Verbot: Beispiel Fahrradrennsport, Boxen, Ringen)
- Doping benutzt Medikamente wie:
  Anabolika zur vermehrten Bildung von roten Blutkörperchen und *Testosteron* zum Abbau von Fett und Aufbau von Muskelmasse (Boxer, Ringer, Kugelstoßer, Weitsprung), mögliche negative Folgen sind Vergrößerung des Herzmuskels, Bluthochdruck, Herzinfarkt, Lebertumore
  Diuretika zum Ausschwemmen von Wasser aus dem Gewebe, um das Gewicht zu halten oder kurzfristig herabzusetzen (bei Jockeys, Bodybuildern, Ringern); mögliche negative Folgen sind Austrocknung, Mineralstoffverluste, Verwirrtheit

Welche aktuellen Dopingfälle sind Ihnen noch in Erinnerung?

- Radsport (deutsche, italienische und französische Radsportler)
- Warum besonders im Radsport? Es ist Ausdauersport in höchstem Grade, Vorsprünge von gedopter Konkurrenz, auch im Sekundenbereich, können kaum aufgeholt werden ohne ebenfalls zu (möglicherweise verbotenen) Hilfsmitteln zu greifen.
- Sehr hohe Preisgelder standen auf dem Spiel, ebenso wie hochdotierte Werbeverträge

3 Lesezirkel

3.1 Besonderheiten

Bei einer Kommunikationsgruppe, die sich mit Literatur beschäftigen will, kommt es sehr auf die Auswahl der Teilnehmer an. Man muss sich zuerst klar darüber werden, in welche Richtung man das Konzept auslegen möchte: soll es um kürzere Texte gehen, will man also den Inhalt nur als »Vehikel« benutzen, über das man zu seinen Themen gelangt, oder soll es ein Eingehen auf ein ganzes Buch, seinen Inhalt und Autor sein. In diesem Fall müssen die Teilnehmer ein wesentlich höheres Potenzial an Konzentrationsfähigkeit, Gedächtnisleistung und Ausdauer mitbringen.

Wenn man sich nur kleinere Texte vornimmt, ist die Kurzweil vorprogrammiert: von Kurzgeschichten, Textauszügen, Märchen und Geschichten bis zu leichten Fachartikeln ist alles möglich. Man wählt ein bestimmtes Thema, sucht sich einen passenden Text und bereitet dazu Fragen vor, ähnlich wie bei den vorher besprochenen Gruppen. Da würde zum Thema »Kleidung« passen: *Des Kaisers neue Kleider* oder von *Peter Rosegger* aus seinen *ausgewählten Schriften, Waldheimat, 2. Band,* das Kapitel über die *»lederne Ster«.* Kleine Texte und Märchen können in Kopien verteilt werden (mindestens Schriftgröße 14!), da man ja zusammen vorangeht und das vor einem liegende Blatt als Gedächtnisstütze genutzt werden kann.

Das Konzept sieht ähnlich aus wie bei einem längeren Text: Man geht über eine einführende knappe Inhaltsangabe und das stückweise Vorlesen bis zum Zusammenfassen des Gelesenen genauso vor. Nur hat man gewöhnlich mehr Muße für vertiefende Fragen, für Gedanken zu dem Gehörten und bei jeder Einheit können sich alle auf eines neues Thema freuen.

Hat man sich für das Lesen eines ganzen Buches entschlossen, stellt sich die Frage, ob man für jeden ein Exemplar besorgen soll oder nur ein »Vorlesebuch«. Wenn einzelne Teilnehmer das Buch vorher allein lesen, fehlt ihnen manchmal die Aufmerksamkeit für die Gruppe. Spannender ist es, zusammen zu erleben, was den Hauptdarstellern alles widerfährt. Entschließt man sich dazu, jedem ein Buchexemplar (möglichst in Großdruck) zur Verfügung zu stellen, ist natürlich einmal die Kostenfrage zu klären, zum anderen sind gewisse Regel zu beachten: Man muss sich darauf verlassen können, dass jeder die geforderten Kapitel bis zum nächsten Mal gelesen hat und es sollte möglichst nicht das ganze Buch gelesen werden, damit alle die gleichen Voraussetzungen haben. Leseratten, die trotzdem gern bis zum Schluss durchlesen, müssen ihre Kenntnisse erst einmal für sich behalten können.

3.2 Vorgehen beim Erschließen eines längeren Textes (Buch)

3.2.1 Konzept und Ziele für die Lesegruppe

Begrüßen der Teilnehmer, Austeilen von Getränken und Namensschildern
Ziele:
*   Angenehme Atmosphäre schaffen, Vertrauen aufbauen
*   Sich besser kennenlernen

In der ersten Einheit: Buch vorstellen, auf den Autor, die Entstehungszeit, das Cover eingehen, ganz knappe Inhaltsangabe
Ziele:
*   Interesse wecken
*   Information über die Richtung geben
*   Erste, kurze Äußerungen ermöglichen

In den folgenden Einheiten sollten die Teilnehmer zu Beginn aus dem Gedächtnis zusammentragen, was vom letzten Mal aus der Geschichte bekannt ist. Hilfe durch die Gruppenleitung in Form von gezielten Fragen: nach Hauptpersonen, Orten, Handlungen, besonderen Aktionen
Ziele:
*   Logische Zusammenhänge rekonstruieren, Handlungsverläufe richtig strukturieren
*   Gedächtnistraining
*   Sprechübung

Erzählen der Inhaltsangabe aus den für die Einheit ausgewählten Kapiteln, dabei an passenden Stellen Originaltexte vorlesen, jeweils nach dem Vorlesen stoppen
Ziele:
*   Konzentrationsförderung durch genaues Zuhören
*   Gedächtnistraining

Fragen zum vorgelesenen Text stellen, dabei die Fakten in der richtigen Reihenfolge ansprechen, sodass eine fortlaufende Inhaltsangabe entsteht. Teilnehmern Gelegenheit geben, ihre erinnerten Eindrücke zu schildern
Ziele:
*   Vertiefung des Gehörten durch Wiederholung
*   Üben der Kommunikation durch Nacherzählen

Der Schluss sollte aus einer kompletten, kurzen Zusammenfassung des an diesem Tag Gehörten bestehen und einem vertiefenden Gespräch, in dem die Teilnehmer über eigene Erfahrungen zum Thema, die Geschichte und ihre mögliche Fortsetzung sprechen können

Ziele:

- Annäherung an den Inhalt mit eigenen Worten
- Üben des flüssigen Sprechens
- Eigene Ansichten vor der Gruppe ausführen können

3.2.2 »Ein Kleid von Dior« von *Paul Gallico*

Dieses Buch ist schon älteren Erscheinungsdatums, deshalb ist es z. B. im Internethandel (www.amazon.de) preiswert zu erstehen. Die Gruppenleitung kann hier für jeden Teilnehmer ein Buch besorgen, sollte sie jedoch schon gut genug kennen, um ihre Regelakzeptanz einschätzen zu können. Das Buch wird erst nach der ersten Einheit mitgegeben, außerdem verabreden die Teilnehmer ein gewisses Pensum, das bis zum nächsten Mal gelesen sein soll. Wenn man so vorgeht, bleibt mehr Zeit für vertiefende Fragen, weil viel von der Vorlesezeit eingespart werden kann. Im Prinzip ändert sich sonst nichts gegenüber dem Vorgehen mit einem Vorlesebuch. Der Sinn des Lesezirkels, das Sprechen über den Inhalt, bleibt gleich und man wird sehen, wie nötig es ist, trotzdem Einzelheiten wieder allen ins Gedächtnis zu rufen.

Nach der Begrüßung geht die Gruppenleiterin zunächst auf die sichtbaren Informationen des Buches ein: Kennen die Teilnehmer den Autoren oder die Dame auf dem Titelbild (*Inge Meysel*, mit der das Buch schon verfilmt worden ist), welche Art Roman erwarten sie sich von diesem Titel? Danach wird der Autor vorgestellt und das Entstehungsjahr erwähnt, damit die Teilnehmer die Zusammenhänge später gut einordnen können. (Manches ist heute anders im Hinblick auf Dienstboten und Kleidung hat einen anderen Stellenwert!)

Eine knappe Zusammenfassung gibt einen Überblick über den Inhalt, man darf jedoch nicht zuviel verraten. Also etwa so: »Es geht um eine einfache Londoner Putzfrau, deren größter Traum es ist, auch einmal ein Abendkleid zu besitzen, wie sie es bei einer Kundin gefunden hat. Sie lässt sich von keinen Widrigkeiten abhalten, diesen Traum zu realisieren. Was ihr dabei in Paris alles zustößt, wie sie mit ihrer praktischen Lebensauffassung und ihrer Menschlichkeit viele Menschen beeindruckt und welches überraschende Ende alles nimmt – das ist in sehr unterhaltsamer Sprache geschildert!«

Für jede Einheit nimmt man sich dann ca. zwei Kapitel vor, entwirft eine knappe, schriftliche Inhaltsangabe (auch in Stichpunkten möglich) und streicht für wichtige

Situationen einige Abschnitte im Buch an, die zur Illustration dienen können. Diese werden vorgelesen, der Rest wird erzählt. Nicht vergessen, in der eigenen Inhaltsangabe die Unterbrechung fürs Vorlesen, gleich mit Seitenzahl, zu markieren!

Passagen, die sehr ausführliche Beschreibungen enthalten, sind weniger zum Vorlesen geeignet, als wörtliche Rede. Pro Kapitel sollten es zwei bis drei Vorlesepassagen sein, aber keinesfalls länger als jeweils fünf Minuten. Besser als langes Vorlesen ist das Gespräch über die jeweiligen Vorgänge. Besondere Umstände oder Orte (wie die finanzielle Situation der Putzfrau, die Hilfe am Flughafen oder der Salon von *Dior*) sind es wert, gemeinsam darüber zu sprechen. Eine gute Hilfe zur Konzentration und zum Gespräch bieten wieder offene Fragen: »Was wissen wir denn jetzt schon alles über Mrs. Harris? Wie kam sie auf die Idee, sich einen solchen Traum erfüllen zu wollen und was unternahm sie dazu alles? Welche Rolle spielt ihre Freundin? Können Sie sich noch erinnern, wen sie als Kunden hat? Durch wen erfuhr sie Hilfe bei ihrer Ankunft in Paris?«

Ist man anfangs noch etwas unsicher, hilft es, sich anhand des vorzulesenden Textes einige wichtige Fragen schriftlich zu formulieren. Dann hat man auch gleich für die Zusammenfassung am Ende gute Hilfen zur Hand. Später reichen die Stichpunkte der Inhaltsangabe dazu aus.

Wie weit die Gruppe kommt, ist abhängig von der Konzentrationsfähigkeit der Teilnehmer. Es ist wichtig, zu beobachten, ob Ermüdungserscheinungen auftreten, denen man mit kleinen Gymnastikübungen entgegenwirken kann. Manchmal wird auch ein kleiner Überraschungssnack vorbereitet und Saftausschenken kann ebenfalls eine wirkungsvolle Unterbrechung sein. Die Gruppenleitung darf nie vergessen, dass es eine »Kommunikationsgruppe« sein soll, keine reine »Vorlesegruppe«, also sind die Teilnehmer immer wieder gefordert, ihre Meinung zu äußern, sich an Zusammenhänge zu erinnern oder eigene Kommentare abzugeben.

Den Abschluss bildet eine Zusammenfassung der Teilnehmer über das in dieser Einheit Gehörte. Dabei helfen alle mit ihren Erinnerungen mit, um eine möglichst durchgängige Inhaltsangabe zu erstellen. Das kann eingeleitet werden durch die Aufforderung: »Fassen wir doch noch einmal die Geschichte bis hierher zusammen, wie beginnt alles?« (Oder, wenn man bereits mitten in der Geschichte ist: »Heute haben wir gehört, wie Mrs. Harris in Paris gelandet ist. Wie ging es weiter, nachdem sie aus dem Flugzeug ausgestiegen war?«)

Anschließend an die Zusammenfassung können eigene Meinungen zur Hauptfigur, zum Pariser Milieu, den Modeschauen und den Mannequins geäußert werden. Dabei helfen gezielte Fragen: Was glauben Sie, ist Mrs. Harris für ein Mensch?

Hat die Haute Couture aus Paris für uns überhaupt Bedeutung? Waren Sie schon einmal in einer Modenschau?

Die Zusammenfassung, wieder unter Zuhilfenahme der Teilnehmer formuliert, ist in gedrängter Form auch der Beginn der nächsten Einheit. Bevor die Gruppe dann wieder in die Geschichte einsteigt, ist es wichtig, allen die vorherigen Ereignisse ins Gedächtnis zu rufen.

3.2.3 Gut geeignete Bücher für einen Lesekreis

*»Wunder im Schnee« von *Lise Gast*
Die Mutter soll an Weihnachten mit dem neugeborenen Brüderchen heim kommen und ausgerechnet da erkranken die beiden Mädchen der Familie an Masern. Gleich drei Tanten reisen an, helfen im Haushalt aus und jede erzählt eine wunderschöne Weihnachtsgeschichte.

*»Mutter macht Geschichten« von *Una Troy*
Die temperamentvolle Mrs. Brown ist nach 23 Jahren glücklicher Ehe mit dem sehr viel älteren und bedächtigeren Mr. Brown nun Witwe und erfüllt sich erst einmal ihre beiden größten Wünsche: einen Hund und ein Auto. Ihre erwachsenen Kinder erleben zunehmend schlaflose Nächte, weil ihre unternehmungslustige Mama mit dem schrottreifen Vehikel, ihren eingerosteten Fahrkünsten und den neuen Freiheiten von einer Schwierigkeit in die nächste schliddert.

*»Wie ein einziger Tag« von *Nicholas Sparks*
Eine anrührende, aber nicht sentimentale Liebesgeschichte, die zwei Menschen beschreibt, die sich nach 14 Jahren wieder treffen und erkennen, dass sie noch immer dasselbe für einander empfinden. Mittlerweile sind aber noch einige neue Hindernisse dazugekommen, die eine Verbindung eigentlich verhindern würden, und die Entscheidung ist nicht leichter geworden!

*»Pfarrers Kinder, Müllers Vieh« von *Amei-Angelika Müller*
Das Leben einer etwas eigenwilligen Pfarrersfamilie in einer schwäbischen Kleinstadt wird geschildert, wobei es die Pfarrersfrau nicht immer leicht hat, die eigenen Erwartungen und die ihrer Umwelt in passender Form zusammen zu bringen. Sehr humorvoll und aus eigener Erfahrung erzählt die Autorin von ihren Anfangsschwierigkeiten als respektable Pfarrfrau.

*»Wo morgens der Hahn kräht« von *Jürgen Kleindienst*.
Im ersten Band füllen die Geschichten die Zeit von 1912–1945, im zweiten Band von 1945–1968. Es sind sehr individuelle Schilderungen, die auch immer als

Zeitzeugnis dienen können und sicher werden vielen Lesern dazu eigene Erlebnisse einfallen.

»Herbstmilch« von *Anna Wimschneider*

Anna Wimschneider erzählt in ihren eigenen, sehr einfachen Worten die heute kaum mehr vorstellbare Geschichte von der Armut und dem harten Leben in einer kinderreichen Bauernfamilie ohne Mutter. Nach dem frühen Tod der Bäuerin muss sich Anna als 11-Jährige bereits allein um die Geschwister kümmern, bei den Hof- und Feldarbeiten helfen und dabei noch die Hausarbeit erledigen. Ihr dringendster Wunsch ist es in all den Jahren »endlich einmal ausschlafen zu können«.

»Der Kleine Prinz« von *Antoine De Saint-Exupéry*

Die Frage, ob es sich hier um ein Kinderbuch für Erwachsene oder einen auch für Kinder geeigneten Roman handelt, stellt sich schon nach ein paar Seiten nicht mehr. Die hintergründigen und immer zeitlosen Themen in den einzelnen Kapiteln regen zum Nachdenken an. Aus der unschuldigen Sicht des Kleinen Prinzen sieht man manche sehr menschlichen Züge außerirdischer Lebewesen plötzlich in einem andern Licht.

»So zärtlich war Suleyken« von *Siegfried Lenz*

In der Ich-Form berichtet der Erzähler von seinem Dorf in Masuren, den schrulligen Einwohnern und ihren liebenswerten Ticks. Hinter der scheinbaren Naivität blitzen immer wieder die Bauernschläue und die scharfe Beobachtung menschlicher Beziehungen durch. Die Landschaft und die Menschen sind eingebettet in die 20 Erzählungen, die eine »aufgeräumte« Huldigung des Autors an seine ehemalige Heimat sind.

»Der Welt den Rücken« von *Elke* Heidenreich

Hier sind in einzelnen Geschichten die unterschiedlichsten Lebensläufe versammelt. Immer sehr stimmig und häufig mit einem überraschenden Ausgang der geschilderten Situation. Es geht um kleine und große Verluste, um endlich gefeierte Triumphe und sehr viel um Beziehungen

»Die Wand« von *Marlen Haushofer*

Die Ich-Erzählerin befindet sich, ohne Vorwarnung, ganz plötzlich abgeschnitten von der restlichen Welt durch eine durchsichtige Wand, allein in den österreichischen Alpen. Ihre Robinsongeschichte ist so realistisch geschildert, dass man das Skurrile der Situation manchmal ausblendet. Eigentlich passiert nicht viel, aber alles hat mit dem inneren und äußeren Überleben zu tun.

Literatur (Quellen und Empfehlungen)

Allgemein

Duden (2006): Das Fremdwörterbuch. Duden Verlag, Mannheim.

Gruppenpsychologie, Kommunikation

Bettelheim, B. (1980): Kinder brauchen Märchen. Deutscher Taschenbuch Verlag, München.

Bettelheim, B. (2003): Ein Leben für Kinder. Erziehung in unserer Zeit. Beltz Verlag, Weinheim.

Lochmann, D. (2006): Vom Wesen der Information. Books on Demand GmbH, Norderstedt.

Montanari, E. (2002): Mit zwei Sprachen groß werden. Mehrsprachige Erziehung in Familie, Kindergarten und Schule. Kösel-Verlag, München.

Oswald, W. D.; Rödel, G. (1995 (Hrsg.): Gedächtnistraining. Ein Programm für Seniorengruppen. Hogrefe Verlag, Göttingen.

Oswald, W. D; Lehr, U.; Sieber, C. (2005): Gerontologie. Kohlhammer-Verlag, Stuttgart.

Rogall, R.; Josuks, H.; Adam, G.; Schleinitz, G. (2005): Professionelle Kommunikation in Pflege und Management. Schlütersche Verlagsgesellschaft, Hannover.

Schulz von Thun, F. (1981): Miteinander reden. Bd. 1. Störungen und Klärungen. Rowohlt Verlag, Reinbek bei Hamburg.

Watzlawick, P.; Beavin, J.H.; Jackson, D.D. (2000): Menschliche Kommunikation. Formen, Störungen, Paradoxien. Huber-Verlag, Bern.

Wies, E. W.: Friedrich II. von Hohenstaufen. Messias oder Antichrist. Bechtle Verlag, Esslingen.

Spiele

Dirx, R. (1968): Gaukler, Kinder, kluge Köpfe. Fackelträger-Verlag, Köln.

Flitner, A. (1984): Der Mensch und das Spiel in der verplanten Welt. Deutscher Taschenbuch Verlag, München.

Schad, M. (1996): Kinderlieder und Kinderreime aus alter Zeit. Pattloch Verlag, München.

Farben

Goethe, J. W.; Schwarzer, Y. (2006): Die Farbenlehre Goethes. Ars Momentum Verlag, Witten.

Heller, E. (2004): Wie Farben wirken. Farbpsychologie, Farbsymbolik, kreative Farbgestaltung. Rowohlt Verlag, Reinbek bei Hamburg.

Itten, J. (2003): Kunst der Farbe. Studienausgabe. Subjektives Erleben und objektives Erkennen als Wege zur Kunst. Urania Verlag, Stuttgart.

Schiegl, H. (1979): Color-Therapie. Heilung durch die Kraft der Farben. Verlagsgruppe Droemer Knaur, München.

Essen

Hirschfelder, G. (2005): Europäische Esskultur. Eine Geschichte der Ernährung von der Steinzeit bis heute. Campus Verlag, Frankfurt.

Schlaf

Dibie, P. (1989): Wie man sich bettet. Die Kulturgeschichte des Schlafzimmers. Klett-Cotta Verlag, Stuttgart.

Schneider, R. (1994): Schlafes Bruder. Reclam Verlag, Leipzig.

Füße

Arendt, W. (1993): Gut zu Fuß. Ennsthaler Verlag, Steyr.

Diem, L. (1984): Fuß-Fibel, Fußgesundheit und Fußgymnastik. Limpert Verlag, Wiebelsheim.

Kunz, K.; Kunz, B. (2003): Durch die Füße heilen. Haug Verlag, Stuttgart.

Hände

Biwer, A. L. (2001): Handlesen auch für Kinderhände. Einführung und Anwendung. Schirner Verlag, Darmstadt.

Frorath, G. (2002): Die schönsten Fadenspiele aus aller Welt. moses. Verlag, Kempen.

Hürlimann, G. I. (2006): Handlesen. Oesch Verlag, Zürich.

Pauli, S.; Kisch, A. (2003): Geschickte Hände. Feinmotorische Übungen für Kinder in spielerischer Form. Verlag Modernes Lernen, Dortmund.

Kleidung

Joubert, C.; Stern, C. (2006): Zieh mich aus! Was Kleidung über uns verrät. DVA, Stuttgart.

Thiel, E. (1985): Geschichte des Kostüms. Die europäische Mode von den Anfängen bis zur Gegenwart. Heinrichshofen-Verlag, Wilhelmshaven.

Wolter, G. (1994): Hosen, weiblich. Kulturgeschichte der Frauenhose. Jonas Verlag, Marburg.

Großmutter

Nemcova, B.; Eben, K. (2007): Die Großmutter (Babicka). Vitalis Verlag, Prag.

Rüegg, K.; Feißt, W.O. (2000): Was die Großmutter noch wusste. Müller Rüschlikon Verlag, Stuttgart.

Tiere

Apuzzo, S.; D'Ambrosio, M. (2002): Auch Tiere haben Seelen. Aquamarin Verlag, Grafing.

Hagenbeck, J.; Kurth, H. (1962): Aug in Aug' mit 1000 Tieren. Klein Verlag.

Kehl, B. (2006): Das Lied des Lichts. Der Sonnengesang des Franziskus von Assisi. Diederichs Verlag, München.

Teutsch, G. M. (2003): Gerechtigkeit auch für Tiere. Aufsätze zur Tierethik. Biblioviel Verlag, Bochum.

Zukunft

Charpak, G.; Broch, H. (2005): Was macht der Fakir auf dem Nagelbrett? Erklärungen für unerklärliche Phänomene. Piper-Verlag, München.

Dalley, J.; Harding, D.; Midgley, R. (1985): Das große Buch der Magie. Delphin-Verlag, Köln.

Randow, Gero von (1998): Mein paranormales Fahrrad und andere Anlässe zur Skeptik, entdeckt im »Skeptical Inquirer«. Rowohlt Verlag, Reinbek bei Hamburg.

Schiemenz, S. (2003): Planetenstellungen und der Geist des Menschen. Der reale Hintergrund der Astrologie. Books on Demand GmbH, Norderstedt.

Thonnaz, G. (2003): Der neue Weg zu den Prophezeiungen des Meisters. Das System des Meisters. Rhombos-Verlag, Berlin.

Buchtipps

Andersen, H. C.: Die Galoschen des Glücks. Märchen und Geschichten.

Andersen, H. C. (2004): Des Kaisers neue Kleider. Esslinger Verlag Schreiber, Esslingen.

Keller, G. (2006): Kleider machen Leute. Anaconda-Verlag.

Bauer, J. M. (2004): So weit die Füße tragen. Ehrenwirth-Verlag, Bergisch-Gladbach.

Collodi, C. (2005): Pinocchio. Coppenrath Verlag, Münster.

Frank, A. (2002): Das Tagebuch der Anne Frank. Fischer Verlag, Frankfurt.

Gast, L. (2003): Wunder im Schnee. Deutscher Taschenbuch Verlag, München.

Gallico, P. (1967): Ein Kleid von Dior. von Schröder Verlag, Ullstein Buchverlage, Berlin.

Dostojewskij, F. (2005): Der Spieler. Anaconda-Verlag.

Haushofer, M. (2004): Die Wand. List-Verlag, Berlin.

Heidenreich, E. (2004): Der Welt den Rücken. Rowohlt-Verlag, Reinbek bei Hamburg.

Kleindienst, J. (2006): Wo morgens der Hahn kräht. Band 1. Unvergessene Dorfgeschichten 1912–1945. Zeitgut Verlag, Berlin.

Kleindienst, J. (2006): Wo morgens der Hahn kräht. Band 2. Unvergessene Dorfgeschichten 1945–1968. Zeitgut Verlag, Berlin.

Lenz, S. (2005): So zärtlich war Suleyken. Weltbild-Buchverlag, Augsburg.

Moers, W. (2004): Die Stadt der Träumenden Bücher. Piper Verlag, München.

Müller, A.A. (1988): Pfarrers Kinder, Müllers Vieh. Deutscher Taschenbuch Verlag, München.

Ranke, F. (2000): Des Knaben Wunderhorn. Insel-Verlag, Frankfurt.

Rosegger, P. (1994): Waldheimat. Husum Druck, Husum.

Saint-Exupéry, A. de (2000): Der kleine Prinz. Karl Rauch-Verlag, Patmos-Verlagshaus, Düsseldorf.

Sparks, N. (2006): Wie ein einziger Tag. Verlag Carl Ueberreuter, Wien.

Troy, U. (2000): Mutter macht Geschichten. Deutscher Taschenbuch Verlag, München.

Wimschneider, A. (1998): Herbstmilch. Piper Verlag, München.

Register

Appell 15
Aufbau sozialer Kontakte 77
Aufmerksamkeit 51
Ausdrucksweise 80
Ausstattung, technische 40

Beobachtung 65
Betreuung, individuelle 65
Bewirtung 43
Beziehungshinweis 15
Biografiearbeit 34

Damentreff 33, 89

Erfolgserlebnisse 75
Ermutigung 81
Ernährungsvorschriften, spezielle 44

Gestik 19
Getränke 42
Gruppenleiter 80

Hamburger Kommunikations-
   modell 13
Höflichkeit 81

Inhalte 45

Kennenlernen 77
Kleingruppe 37
Kommunikation 11, 13
– -(s)fähigkeit 69
– -(s)förderung 31
– -(s)gelegenheit 30
– -(s)training 11
Konzentration 57
Konzept 60, 89, 157

Männerstammtisch 156, 157
Merkfähigkeit 56
Mimik 20
Mitgehen, empathisches 86
Motivation 69

Quadrat der Nachrichten 13

Räumlichkeit 39
Respekt, wertungsfreier 81

Sachinhalt 14
Schnelligkeit der Denkleistung 55
Schrift 21
Seh- und Hörfähigkeit 24
Selbstoffenbarung 16
Selbstvertrauen 75
Setting 38
Sitzplätze 64
Spaß 78
Speisen 42
Sprache 18
Stammtisch 33
Strandkorbsyndrom 67

Teilnehmer 36
Thema des Tages 46

Vier-Ohren-Empfang 15
Vorbereitung 47

Wachsamkeit 51
Wortschatz, aktiver 25

Ziele 89, 157
Zubereitung, gemeinsame 43

Renate Rogall • Hannelore Josuks
Gottfried Adam • Gottfried Schleinitz

Professionelle Kommunikation in Pflege und Management

Ein praxisnaher Leitfaden

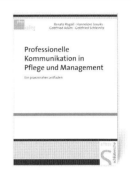

2005. 272 Seiten, 14,8 x 21,0 cm, kartoniert
ISBN 978-3-87706-877-9
€ 22,90

Die Art und Weise der Kommunikation ist nicht geschlechtsneutral. Frauen kommunizieren anders als Männer. Wer im pflegerischen Alltag also wirklich richtig und gut kommunizieren will, muss darauf achten, mit wem er redet – und wie er das am Erfolg versprechendsten tun kann!

»Das Buch ist ein praxisbezogener Leitfaden, der sich für Pflegemitarbeiter und Leitende Angestellte als Nachschlagewerk sehr gut eignet. Es kann sowohl als Lehrbuch als auch als Nachschlagewerk genutzt werden. Durch die eingeflossenen Praxiserfahrungen und die unterschiedlichen Gesprächsarten findet der Leser sich in seiner Situation schnell wieder. Weiterhin sind die Anregungen und Empfehlungen sehr verständlich und sehr übersichtlich aufgebaut.«
Zeitschrift für Wundheilung

Martin Huber • Siglinde Anne Siegel
Claudia Wächter • Andrea Brandenburg

Autonomie im Alter

**Leben und Altwerden im Pflegeheim –
Wie Pflegende die Autonomie von alten und
pflegebedürftigen Menschen fördern**

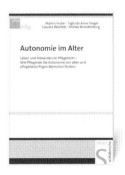

2005. 176 Seiten, 13 Abbildungen, 14,8 x 21,0 cm, kartoniert
ISBN 978-3-87706-688-1
€ 16,90

»Die verschiedenen Autoren schaffen es in ihrem Werk, den Begriff ›Autonomie‹ derart neu mit Leben zu füllen, dass man sich nahezu gezwungen fühlt, darüber nachzudenken, wie auch Pflegende ungewollt zum Gegenteil von Autonomie beitragen. Die einen machen anhand lebenspraktischer Beispiele die Bedeutung von kompetenter und inkompetenter Autonomie nachvollziehbar, die anderen widmen sich ausführlich den Perspektiven für eine autonomiefördernde Pflege alter Menschen.«
Altenpflege

Stand August 2007. Änderungen vorbehalten.

schlütersche